实用口腔健康管理指南

主 编 周建业 林永盛

U0325052

中国科学技术出版社
·北 京·

图书在版编目（CIP）数据

实用口腔健康管理指南 / 周建业 , 林永盛主编 . —北京 : 中国科学技术出版社 , 2023.9
ISBN 978-7-5236-0332-1

Ⅰ . ①实… Ⅱ . ①周… ②林… Ⅲ . ①口腔—保健—教材 Ⅳ . ① R78

中国国家版本馆 CIP 数据核字 (2023) 第 209569 号

策划编辑	黄维佳　刘　阳
责任编辑	黄维佳
装帧设计	佳木水轩
责任印制	李晓霖

出　　版	中国科学技术出版社
发　　行	中国科学技术出版社有限公司发行部
地　　址	北京市海淀区中关村南大街 16 号
邮　　编	100081
发行电话	010-62173865
传　　真	010-62179148
网　　址	http://www.cspbooks.com.cn

开　　本	710mm×1000mm　1/16
字　　数	134 千字
印　　张	9
版　　次	2023 年 9 月第 1 版
印　　次	2023 年 9 月第 1 次印刷
印　　刷	北京瑞禾彩色印刷有限公司
书　　号	ISBN 978-7-5236-0332-1 / R·3129
定　　价	98.00 元

编著者名单

主 编 周建业 林永盛
副主编 李 涛 李 耕 周海静
编 者 （以姓氏汉语拼音为序）
        陈小丽 康忠玲 刘芳辰 马成秀
        万巧英 汪 丹 叶星辰 郑美琪

内容提要

编者从口腔从业者及医疗机构客户管理的角度出发，以不同人群及特殊群体为主线，在国际"全生命周期口腔健康管理"的最新理念及方法基础上，结合我国实际情况，整合介绍了各种口腔健康管理的先进方法与理念，并通过实例详细展示了口腔健康管理中的各种方法。全书共8章，兼具理论指导性和实际操作性，既可作为口腔健康管理师培训、口腔职业教育及普通本科培训的指导用书，也可供广大口腔医学健康管理者和口腔诊所经营管理者借鉴参考。

主编简介

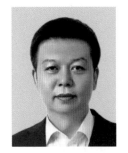

周建业

博士，西北民族大学医学部教师，硕士研究生导师。国家民族事务委员会青年英才，中国非公立医疗机构协会医学科技创新中心常务副主任，中国非公立医疗机构协会口腔预防专委会主任委员，中国非公立医疗机构协会口腔修复专委会副主任委员，甘肃生物工程学会科普与教育专委会主任委员。长期从事口腔修复、种植体研究、消化道微生态及生物骨支架材料等研究。主持并参与国家自然基金5项，主持及参与省部级项目10余项。获得国家科技部创新团队奖1项，获得省级科技进步一等奖1项，获省级优秀团队奖1项。近年来，积极投身口腔产业技术相关研究，获得横向项目3项，总金额达到500万以上，获得发明专利等7项并转产3项，发表SCI收载论文70余篇。

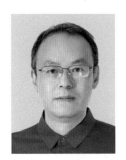

林永盛

副主任医师、副教授，中华医学会口腔正畸专委会会员，丝绸之路口腔医学联盟中西部正畸专委会委员。从事口腔正畸临床、教学与科研工作30余年，曾在华西口腔、北京口腔、西安医科大学进修学习，擅长牙列拥挤、上下颌不调、深覆𬌗、咬合偏斜等各类牙性尺骨性错𬌗畸形的矫正，精通方丝弓、直丝、隐形透明矫治器及舌侧矫治器等诊治技术，完成各类矫治病例上千例。主持并完成科研项目6顶，发表学术论文10余篇。

副主编简介

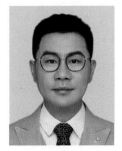

李 涛

口腔临床医学博士，主治医师。毕业于四川大学华西口腔医学院。Dentium 种植系统认证医师，NEO 种植系统认证医师，华西牙科 VIP 特诊医师。中华口腔医学会颞下颌关节病学及合学专业委员会专科会员，四川省口腔医学会牙及牙槽外科学专委会委员。

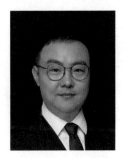

李 耕

主治医师。毕业于兰州大学口腔医学专业，先后在兰州大学口腔医院、暨南大学口腔医院、重庆医科大口腔医院等进修学习，多次赴巴塞罗那大学口腔医学系，圣十字学院、罗马大学、地中海大学口腔医学部进修学习。ITI 种植认证医生，以色列雅定种植系统认证医生。中华口腔医学会会员，甘肃省口腔医学会修复委员会常务编委，甘肃省民营口腔医学会会员。从事口腔医学工作 20 余年，擅长种植义齿修复、牙周病治疗、常见口腔疾病的诊断治疗，曾多次参加全国种植学术会议及种植技术论坛的学术交流并获奖。

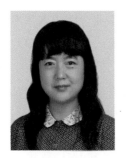

周海静

兰州大学专业学位硕士研究生导师，西北民族大学口腔医学院/口腔医院副院长（负责人）。甘肃省口腔医学会副会长，国际牙医师学院院士，中华口腔医学会教育专业委会委员，中国医院协会口腔医院分会第五届委员，中国卫生信息与健康医疗大数据学会口腔健康大数据专科联盟委员，中华口腔医学会口腔医学设备器材分会委员，西北民族大学口腔医学国家民委重点实验室学术委员会委员。多年来一直从事口腔内科、口腔预防保健临床教学科研工作。近年来，主持及参与完成省部级项目12项，主持甘肃省口腔医学实验教学示范中心项目、省级一流本科课程及省级精品课程多项。获省部级奖励2项、甘肃省教学成果奖1项、西北民族大学教学成果一等奖2项。获"甘肃省卫生行业首届口腔岗位技能大赛"优秀指导教师，西北民族大学"教书育人模范""十佳教师""教学名师奖"等荣誉称号。主编及参编著作教材12部，在国内学术刊物发表论文60余篇，其中SCI收载论文6篇。

前　言

　　口腔是人体的重要组成部分，是消化系统的起端，具有咀嚼、吞咽、言语和感觉等功能，并维持着颌面部的正常形态。口腔健康是全身健康的重要体现。2009 年，为了推动我国居民重视口腔健康、普及口腔保健知识、改善口腔保健行为、提高口腔健康水平，国家卫生部指导发布了《中国居民口腔健康指南》，体现了国家层面对居民口腔健康的重视。随着"全生命周期口腔健康管理"概念的提出，口腔医学从业者及居民对口腔健康管理的认识越来越全面且科学。

　　近年来，随着我国社会经济的高速发展，无论是公立口腔医学机构还是民营口腔都得到了蓬勃发展。然而，自 2020 年 COVID-19 大流行至当下，口腔行业的市场发展进入了"存量发展时代"。各医疗机构需要从获客、转化留存到人才管理等方面不断提升自身的竞争力。鉴于此，发起并科学实施居民"口腔健康管理"就非常有现实意义：一是响应了国家"健康中国 2030"的发展战略，起到了健康中国的科普作用，二是帮助各医疗机构及口腔从业者巩固了自身"客户"存量，通过教育市场进一步吸引"增量"，同时增进服务质量，成为口腔医学科学化、社区化发展的重要举措。口腔从业者应具备科学、系统、全面的口腔健康管理知识，以应对时代带来的机遇与挑战。

　　本书涵盖了国际"全生命周期口腔健康管理"最新理念及方法，在结合我国国情的基础上整合了各种先进方法与理念，不仅详细讲解了相关背景，还通过实例展示了口腔健康管理中的各种方法。本书从口腔从业者及医疗机构客户管理的视角出发，理论性与实操性并重，可作为口腔健康管理师及口腔诊所经营管理的培训教材，也可以作为口腔职业教育、普通本科教育及广大口腔医学健康管理者的参考用书。

西北民族大学　周建业

目　录

第1章 口腔健康管理概论

一、基本概念及现状

1. 口腔健康管理的定义与任务

口腔是人体呼吸系统和消化系统两大系统的起点，口腔健康是全身健康不可分割且十分重要的组成部分，也是影响生活质量的决定性因素。WHO指出，"口腔健康是指牙、牙周组织、口腔邻近部位及颌面部均无组织结构与功能性异常"。其包含的标准是"牙齿清洁、无龋洞、无疼痛感、牙龈颜色正常、无出血现象"。2019年2月国家卫生健康委员会发布了《健康口腔行动方案（2019—2025年）》，明确提出覆盖全人群、全生命周期的口腔健康服务体系，提高普通居民的口腔健康素养水平和健康行为形成率。全生命周期的口腔健康管理分为备孕期、孕期、婴幼儿期、儿童和青少年期、成年期和老年期。

现阶段，口腔诊治的目标不单纯的是为了治愈疾病，更重要的是提升口腔健康水平。在提升躯体健康、口腔健康水平方面，健康教育占据特有地位且发挥重要作用。现代医学发展过程中针对就诊者，从社会、心理及行为等多个层面做出针对预防及治疗的干预措施。国内外很多医院口腔治疗活动积极与健康管理理念相融合，能丰富与拓展现代医学体系。患者口腔健康管理的关键在于有效预防与维护。牙科医护人员是患者口腔健康的管理者。口腔健康管理的理想状态是预防、治疗、维护三个环节共同保证口腔健康状态。为提高牙周、正畸治疗的成功率，牙医通常用模具演示如何刷牙，教育患者什么是正确的刷牙方法。由此让患者重视刷牙、提高口腔健康意识。

因此，要做好全生命周期口腔健康管理，需要口腔医生在日常诊疗的过程中关注从生命早期的生长发育，到儿童的龋病和错颌畸形，成年人的牙周和关节健康，到老年人全身疾病相关的口腔健康管理和预防失牙；关注口腔疾病的全周期一站式服务，从健康档案到电子病历，从预测预警到预防预后，多学科联合全程连续；树立人群的理念，从临床观察到的问题到人群的流行病数据，从实验室的原始创新到高质量的队列研究，从专利成果转到人群推广应用。

2. 现代口腔健康管理的内容

现代口腔健康管理主要体现在口腔健康维护、口腔保健、口腔疾病治疗和口腔功能恢复四个方面，其管理目标为让患者维持终身的口腔健康状态。随着口腔医学知识的普及和居民对自身健康的日益重视，口腔预防保健需求量不断增加，并促使口腔健康管理模式从生物医学型向生物－心理－社会医学型转变。口腔健康的"保卫战"从胎儿时期就已经打响，并持续一生。随着现代医学技术的不断发展，口腔个性化健康管理模式逐渐形成，涵盖口腔疾病预防、筛查、诊断、治疗及预后评估等多个方面，而且针对不同年龄阶段人群的生理特点。目前口腔健康管理既包括各种口腔疾病所涉及的口腔修复，也包括长期的、系统的、定期的口腔卫生健康服务，以满足社区居民对不同层次的口腔卫生服务的需求，并使口腔保健成为健康生活的一个重要组成方面。

3. 口腔健康管理模式的发展现状

常见的口腔管理机构以口腔诊所为主，负责所辖区域内居民日常口腔疾病的治疗，并开展口腔疾病预防、口腔健康保健、口腔健康教育等工作。计算机技术和新材料技术的发展极大推动了口腔修复技术的进展，微生物监测及基因技术的应用推动了口腔健康管理在微观层面的发展，科技进步为改善口腔保健服务展示了广阔前景。我国在牙髓病、牙体牙髓病防治等临床研究方面已取得显著进展，推动了口腔产业与口腔医学事业的发展。

二、口腔健康管理病历书写

（一）病历书写格式

病历书写可以采用表格形式，也可以采用文字或文字与表格图形相结合的形式，完整的病历应包括以下内容。

(1) 一般项目：包括姓名、性别、年龄、民族、籍贯、职业、婚姻状况、住址、联系方式、病历号、影像检查编号、门诊号及就诊日期等。

(2) 主诉：患者主要症状及持续时间以及就诊的主要目的和要求，应简明扼要。

(3) 现病史：与主诉有关的疾病发生发展情况，包括自觉症状、治疗经过及疗效等。

(4) 既往史：包括过去健康情况、曾患疾病、治疗情况、生活习惯，以及有无传染病和过敏史等。

(5) 家族史：与患者疾病有关的家族情况。

(6) 检查：按前述检查方法及检查内容，根据患者疾病的具体情况，全面而有重点地将检查结果记录在病历上。

(7) 诊断：根据检查所得的资料，经过综合分析和判断，对疾病做出合乎客观实际的结论，称为诊断。如对疾病不能确诊时，可用初步诊断或印象诊断等名称代之。

(8) 治疗计划和修复设计：根据病情，结合患者要求，制订出治疗计划和修复体的具体设计，可用绘图、表格及文字等形式表示。此外，还应认真填写修复卡或义齿加工单，将临床有关的信息详细、准确地传递给义齿加工单位。

(9) 治疗过程记录：记录患者在修复治疗过程中每次就诊时所做的具体工作及治疗效果、患者的反应、下次预计进行的工作。记载要简明扼要，每次复诊必须写明日期，医师必须签名。

（二）病历记录要求

病历书写是培养医务工作者业务能力和科学态度的重要途径之一。病历书写的质量不仅仅直接关系到每个患者的诊断、治疗和预后，也是教学、科研的宝贵资料，对医院的科学管理，促进医学的发展也起到很大作用，有时也是判断法律责任等工作的重要客观依据。因此，必须予以足够的重视。

病历首页应记载：①姓名、性别、年龄；存档病历应记载电话、通信地址、初诊科别、日期、邮编及 X 线片号、病理号。②药物过敏史注明过敏药物或记为"否认"。

存档病历首页应另外记载以下内容：①诊断或初步诊断，即部位＋诊断名称；②主诉牙（主诉病）每次诊治后需在病历首页填明日期、科别、诊断、处置及医师签名。

1. 病史

(1) 儿童时期的营养状及有关不良习惯。

(2) 口腔卫生情况、疾病史、手术史及治疗经过。

(3) 家族史：询问患者直系亲属中是否有人患过癌、糖尿病、结核病、先天性畸形等疾病。

2. 体格检查

应详述专科检查，即口腔及颌面部情况，具体分述如下。

(1) 牙齿

① 牙位的记录：以十字形线条将上下左右四区的牙齿，依照牙位排列顺序，自前至后，用数字代表，分别记载于各区内。恒牙用阿拉伯数字表示，乳牙用罗马数字表示（图 1-1）。

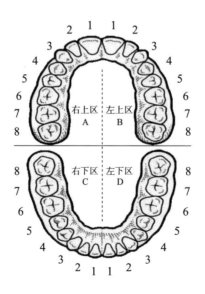

▲ 图 1-1　牙位的记录

② 形态、数目、色泽及位置：注意牙齿形态、大小，有无畸形，有无缺牙及多生牙；色泽是否正常；有无拥挤、稀疏、错位、倾斜、阻生等情况。

③ 松动度：正常生理性松动度不计度数，大于生理性松动度且不超过 1mm 者为Ⅰ度，松动度达 1～2mm 者为Ⅱ度，松动度大于 2mm 者为Ⅲ度，异常松动至上下浮动者为Ⅳ度。

④ 牙体缺损及病变：记录病变名称、牙位、范围及程度等，必要时进行温度、电活力或局部麻醉试验，以查明病变部位及性质。

⑤ 修复情况：有无充填物、人造冠、固定桥及托牙等，注意其密合度，有无继发性病变。

⑥ 咬合关系：记录正常、反、锁（跨）、超、深复、对刃、开及低间隙等。

⑦ 缺牙情况：缺牙数目位置，拔牙创口愈合情况。

(2) 牙龈

① 形态、色泽及坚韧度：注意有无炎症、溃烂、肿胀、坏死、增生、萎缩、瘘管，色泽是否正常，是否易出血。

② 盲袋情况：盲袋分为龈袋及牙周袋（骨上袋、骨下袋）两种，记录其部位及范围，并测量其深度，以 mm 计算，盲袋内有无分泌物。

③ 牙石：分为龈上及龈下两类，注意其部位及程度，龈上牙石可分为少量（＋）、中等量（＋＋）、大量（＋＋＋）（牙石多或面亦附有者）。

(3) 唇及黏膜：注意有无色泽、形态异常，有无疱疹、皲裂、脱屑、角化、充血、出血、溃疡、糜烂、结痂、硬结、畸形等，记录其部位、大小及范围。

(4) 舌：注意舌体大小、颜色，有无硬结、溃疡、肿块、印迹，是否松软、肿胀，有无舌苔及其颜色、厚薄，舌背有无裂纹、角化，乳头有无异常，舌的运动及感觉功能有无障碍，舌系带是否过短。

(5) 腭：注意有无瘘管、充血、角化、糜烂、溃疡、肿块、畸形等，软腭运动有无障碍。

(6) 涎腺及其导管：有否肿胀、压痛、阻塞、充血、溢脓、外瘘等。

(7) 淋巴结：注意耳前、耳后、颊、颏下、颌下及颈部各组淋巴结的数目、大小、硬度、活动度、压痛等。

(8) 面部：观察表情、外形是否对称，有无畸形、缺损、肿胀、瘢痕、瘘管、颜色改变，查明痛区及麻木区（可拍照片或绘简图说明）。

(9) 颌骨：分别检查上、下颌骨的外形，两侧是否对称，有无畸形、肿大、压痛、缺损及不连接等，注意咬合及开口情况。

(10) 颞下颌关节：注意形态及运动情况，有无压痛、弹响，并以两侧作对比。张口受限时，其程度以张口时上下切牙切缘相距的厘米数表明。

3. 诊断

(1) 诊断依据充分、诊断名称正确，包括主诉牙（主诉病）的诊断和其他病的诊断。

(2) 诊断不明确时应记录"印象"或"待查"。

(3) 三次就诊仍不能确诊应及时请上级医师会诊，并做出详细记录。

4. 处置

(1) 治疗设计：①简明设计方案，需取得患者或其监护人的同意。②治疗设计合理，必要时附以图示。③正畸科治疗设计应详细记录患者或患儿家长要求、治疗目的；活动矫正器设计图示、日期、签名。④专科病历中详细记录治疗设计。

(2) 临床技术操作：①详细记录治疗过程、治疗操作、用药及手术，注意记录根管数目、部位、长度、牙髓状态及冠髓情况。②按照质量控制指标完成治疗过程。③疑难病治疗超过疗程，应及时请上级医师会诊并详细记录，必要时由会诊医师填写会诊意见。④主诉牙预约或阶段治疗结束后定出复诊日期。

(3) 临床用药：详细记录用药名称、剂量用法等情况，合理用药，正确用药。

5. 签名

经治医师、指导医师签全名，签名字迹清晰。

（三）病历书写注意事项

1. 在病历印刷边框线内，使用蓝或黑色钢笔或圆珠笔书写；字体工整、能够辨认，无自创字、错别字；更正笔误用双线划在错字上，原字迹可辨认；审查修改病历，应注明修改日期，修改人员签名，保持原记录清楚可辨。

2.语言通顺，术语正确，绘图标记正确。

3.增加附页应在页眉处记明姓名、页码。

4.主诉牙（主诉病）首诊按初诊书写病历。复诊指主诉牙（主诉病）的继续治疗。

5.发现病历误、漏时应于篇尾补记并说明情况，禁止在误、漏原位处修改。

6.牙片袋上注明患者姓名、病历号。

（四）病历资料的管理

病历是具有法律性的文件，又是临床重要的医疗资源，应妥善保管，做到及时归档记录。医师应当将病历资料标识，分类记录，方便查询调阅。

电子病历是指医务人员在医疗活动过程中，使用医疗机构信息系统生成的文字、符号、图表、图形、数据、影像等数字化信息，并能实现存储、管理、传输和重现的医疗记录，是病历的一种记录形式。电子病历具有以下优点。

1.电子病历的模板化可提高病案质量、病历规范化及甲级病历合格率。其复制功能，使医师能快速完成病历书写，提高工作效率。

2.通过电子化的信息传输和共享，优化医院内部工作流程。同时，便于对医疗全过程实时监控，控制医疗质量，降低差错事故的发生率。此外，通过医疗信息共享，支持患者在医疗机构之间的连续医疗。

3.为医护人员提供完整、实时的患者信息，节省病历存储空间，并可长期留档，反复查看，有利于医疗行政管理，如临床路径管理、病种管理、绩效评估等。同时为医疗、科研、教学、公共卫生提供数据源，还可提高病历的法律实效性及医疗纠纷举证能力。

三、病例追踪管理与随访

（一）病例追踪管理系统

随着私人牙科诊所病例数字化建设的蓬勃发展，数字化私人牙科诊所病例的理念已经被广大私人牙科诊所病例所接受，目前面临的主要问题是如何去建设数字化私人牙科诊所病例。

以医疗数字化为建设重点的数字化私人牙科诊所病例的总体规划，它通过各类医疗信息系统的有机集成而实现。可以说，新一代医疗信息系统将在"数字化私人牙科诊所病例"的建设中发挥举足轻重的作用。国外早已开发了病例管理系统，经过多年的努力已经构建了一个比较完整和成熟的病例管理系统。国外的国情与国内的国情不一致，管理手段、各项机制不同，所以它们的系统不适合我们使用。

病例管理系统是一个诊所不可缺少的部分，其内容对诊所的主治医生来说是至关重要的，所以病例管理系统应该能为用户提供充足的信息和快捷手段。一直以来人们使用传统人工的方式进行病例管理。这种管理方式存在着许多缺点，比如效率低，时间一长，将产生大量的文件和数据，这对于查找、更新和维护都带来了不少的困难。随着科学技术的不断提高，计算机科学日渐成熟，已进入人类社会的各个领域并发挥着越来越重要的作用。作为计算机应用的一部分，使用计算机对病例信息进行管理，具有手工管理所无法比拟的优点，如检索迅速、查找方便、可靠性高、存储量大、成本低等。这些优点能够极大地提高病例管理的效率，也是诊所的科学化、正规化管理，与世界接轨的重要条件。

病例追踪管理系统不仅方便个体诊所进行病例管理工作，减少每个患者开始和结束时所需要涉及的相关工作量，尽可能提高工作效率，减少人力、物力的浪费，进一步提高了诊所的管理能力，适应精兵简政之领导原则，还可为疑难病例远程讨论奠定基础。如北京大学口腔医院儿童口腔科从2014年4月正式推出了"疑难病例远程讨论平台"。该平台面向全国，服务于二级甲等及以上医院，不收取任何费用。此远程病例讨论平台，充分发挥了北大口腔医院儿童口腔科高水平专家团队的优势，辐射全国。可具体指导基层医生规范化收集医学资料，引导他们分析病历，提供他们解析疑难病例的能力，也提供了全国同行多多交流机会。相信今后提出讨论的病例会越来越多，对我们自身和全国儿童口腔医学专业的发展起到良好的促进作用。

（二）随访

1. 随访的内容

随访是指医生进行定期了解患者病情变化和指导患者康复的一种观察方法。这种情况一般主要见于慢性疾病或是已经住院后出院的患者，医生一般会通过打电话的方法了解患者最近的恢复情况。对于牙科来说，"随访"尤为重要。包括两大块内容，一是牙病治疗后的跟踪，二是正常牙齿、口腔情况的检查。拿假牙来说，无论种植牙、烤瓷冠桥、贴面还是活动假牙，都需要定期的检查维护。就好比买了车子要做定期的保养，是一样的道理。对于天然牙齿的随访，确切地说就是定期检查的概念。许多年前我们开始科普正确的刷牙方法和爱牙常识，这是十分必要的。但到牙医那里做定期检查的习惯还远远没有养成。因为即使你很认真很仔细刷牙，也会有遗漏的地方，牙科随访是必要的，也是可行的途径，可以让我们早期发现问题进而解决问题。

2. 随访的优势

首先，口腔处于能够一目了然的部位，容易检查进而发现问题。其次，牙齿的疾病一般发展较为缓慢，如果坚持半年一次的随访，可以及时发现、阻断这些疾病。第三，与疑难杂症的治疗不同，几乎所有的牙医都能够胜任这种简单常见病的早期预防和发现，就近就医有利于我国牙科保健体系的完善。再者，与拔牙、根管治疗、牙周手术相比，早期治疗中的洁治、补牙、调磨等治疗过程都不会给患者带来太大的不适和精神负担。最后，早期预防和治疗的费用比后期随着病程发展的治疗也会节省很多。另外，口腔诊所的随访是一种低成本的留住客户的措施，诊所在客户诊疗结束离店后，定期随访客户可以提高客户满意度，从而帮助诊所达到留客的目的。随访的数量取决于诊所规模以及每月来就诊的人数，随访的效果也影响着诊所的绩效。据国外一项研究表明：当随访有效率达到85%，诊所收入可提升20%。

那么诊所如何优化随访机制，实现提效呢？传统的随访方式需要前台或客服人工翻阅预约单，查找到店诊疗客户的信息，给客户打电话询问术后情况，给客户口述医嘱，最后再预约复诊时间，整个流程不仅耗时长，人工成本高，并且也容易遗漏，随访机制不完整且过程难以监督。

诊所应该在客户到店时记录下客户的详细信息，制订完整的随访计划，便于后期进行随访时能给客户留下好的印象。下面为大家总结了一份随访清单：完整收集客户的联系方式，包括微信和手机号码；确保所有活跃客户都有准确随访日期；在客户离开诊所前确认好下一次预约，作为整体随访策略的一部分；避免前台被客户的回复信息淹没，分好批次，每天按批次发送随访消息；不要仅依赖于一条随访短信，联合使用微信＋电话＋短信等多种方式与患者沟通；丰富患者预约渠道：电话预约、微信在线预约等，并且确保不同渠道的预约都能被及时响应；建立一个结构化的随访流程：培养员工使用信息化系统，制订好随访计划，定期对客户进行随访。例如，客户到店进行正畸治疗，治疗结束后诊所需要对客户进行随访。可以通过领健口腔－系统设置－随访设置，编辑自动随访规则，系统会按照配置时间自动给客户发送随访信息，也可设置通过微信给客户推送术后医嘱。患者到店进行修复治疗，戴牙后诊所需要多次对患者进行回访，确认牙冠是否合适、有无敏感症状以及预约下次复诊时间。诊所可以使用系统根据诊疗项目直接设置多节点随访规则，对患者进行自动随访。患者完成治疗后，点击使用此随访规则。系统将自动推送义齿修复后医嘱和注意事项以及下次就诊时间等。

四、几种新型健康管理办法

（一）社区管理

社区管理是指利用社区门诊建立家庭医生团队，建立区域内社区个人口腔健康档案，依托利用口腔专科医院信息化建设成果及口腔专科医院的社区门诊，充分发挥专科优势，将防病、治病的关口前移。患者日常的基本口腔保健服务和定期随访由社区卫生服务中心承担，诊断和疑难情况的治疗和处理由口腔专科医院的社区诊所承担，最终通过口腔专科医院的社区门诊与卫生服务中心以及相应街道居委会，形成患者、社区、医院和政府的新型合作关系，达到以社区为中心、以患者为中心、社区与医院互动的、连续的、综合的口腔疾病治疗和口腔健康管理服务，最终建立社区 – 口腔专科医院一体化的规范化管理模式。

1. 口腔健康管理服务体系的构建

(1) 口腔专科医院结合自身现有的社区门诊及网络远程医疗技术，使患者能取得医疗水平均质化、连续性的健康服务。探索建立口腔疾病分级医疗和转诊的标准。拟从最常见的几类口腔疾病入手，建立相关口腔疾病的分级医疗和转诊标准，根据疾病的临床分型、治疗的难易程度以及各级医院的规模和治疗能力综合考量，制订分级标准。

(2) 口腔黏膜的病损是手足口病和艾滋病等重大疾病的重要特征，口腔医生往往是最早接触和发现这类疾病的人，同时也是预防和控制疾病的第一关口，当这些患者医疗数据资料产生的同时，一方面社区门诊将相关信息第一时间发送至地方疾控中心，一方面及时提示预警与防控措施。探索为重点传染病防控与疫情处置、突发公共卫生事件监测预警、口腔健康与慢病监测、儿童口腔健康危险因素干预等提供决策支持的方法。

(3) 对社区居民进行宣传的同时及时展开口腔健康筛查，建立社区人群健康档案从而掌握该区域人群口腔疾病的基本情况，因地制宜，制订具体可行的健康教育方案。

(4) 基于海量医疗数据挖掘的分析处理报告将针对不同地域不同人群的口腔卫生习惯、口腔健康认知评级、口腔医疗资源分布等信息对口腔健康的监测和儿童口腔疾病的预防干预，对区域人群的口腔公共卫生评价及口腔疾病的预防干预提供决策支持服务。建立区域口腔医疗中心与基层医疗卫生机构分工合作机制，逐步实现基层首诊、分级医疗、双向转诊、急慢分治的格局，全面推进基本公共卫生服务逐步均等化。

2. 口腔健康管理档案框架和数据标准的研究

(1) 依托口腔专科医院的社区门诊，开展连续性、主动性和有效性的家庭医生签约服务、团队服务模式，充分发挥家庭医生团队，依托"互联网＋"的技术路线推动社区居民口腔诊疗服务。随着计算、存储、网络资源的协调与优化等方面的进步，信息查询越来越快捷，可随时开展远程会诊和医疗救治，加之响应敏捷的卫生监测和疾病控制系统、卫生应急指挥系统等的建立，各业务模块相互交叉调用，网络安全不断融合联动，使得口腔健康管理档案相关领域取得了一定成果。

(2) 建立合约式的健康管理服务模式：转变传统医疗方式，主动进社区开展口腔检查与口腔疾病的筛查，这也是实施口腔健康管理的前提，在检查项目、范围、时效上应力求科学合理、综合设计，突出口腔疾病危险因素的动态追踪。结合自身技术实力和社区居民意愿需求，通过目前医院的电子病历、影像、存储等信息化资料，力争将健康管理的平台设在社区而不是医院，利用社区－医院共享的信息化系统以增加医生诊治过程中信息的参考量、临床信息和管理信息的中心数据库，一个连接医院和社区的网络平台。

(3) 数字智能化口腔医疗服务模式：移动云计算对口腔医疗服务模式的促进也是创新性的研究，不同的研究领域都一直寻找着将互联网上的数据和服务直接延伸到线下的方式。本研究将探索精准分时预约、椅旁远程会诊、云数据沟通等智慧医疗模式。

3. 口腔健康管理的实施

(1) 数字智能化口腔医疗服务模式：移动云计算对口腔医疗服务模式的促进也是创新性的研究，不同的研究领域都一直寻找着将互联网上的数据和服务直接延伸到线下的方式。任何人当把一款移动终端设备与传感装置连接时，都能实时读取关于口腔健康的各种指数以及疾病风险指数，并对口腔疾病的进展进行智能分析判断，这些数据通过移动云计算自动传输到就近社区牙科门诊，医生可即刻做出初步的诊疗建议，如果是儿童或行动不便的老年人，移动牙医还可以在最短的时间内上门服务。

(2) 对社区内患者进行健康评估：口腔健康状况评估是指检查后综合

个人健康信息，建立在多因素数理分析基础上，预测其在一定时间内发生某种口腔疾病或健康危险的可能性。即采用概率论的方法得出患病风险与危险因素之间的关系模型，能同时包括多种危险因素。除常见的多元回归外，还有基于模糊数学的神经网络方法及基于 Monte Carlo 的模型等。基于此理论，评价个体健康状况及患病危险程度、发展趋势与危险因素之间关系的分析模型时，可对以下问题做出数据化的分析：①口腔健康综合得分；②牙齿健康年龄及可达到年龄评估；③心理压力得分；④其他口腔疾病潜在危险性分析。

(3) 口腔健康和医疗档案的调取：移动云服务带来新变化在于，它让属于你本人的健康信息真正地为自己所掌握，而不再被密封在医生病历柜和机器设备里，那些数据和表格也不再只有医生才能查看，或只选择有限的几张投影和 X 光片传到患者的手里，所有的健康信息、检查结果、医学影像、治疗程序、处方药品，随时随地都可以被查看。

(4) 基于情境感知的个性化定制服务：使用移动智能终端的用户每一个操作都能被记录、存储和分析，根据对这些数据处理，形成一套个性化的综合评价，包括口腔卫生习惯、就医偏好、健康知识结构等等，为社区居民定制个性化诊疗服务。

（二）基于中医状态的口腔健康管理新模式

1. 基于中医状态管理口腔健康的特色优势

(1) 注重口腔局部与机体整体的双重管理：口腔作为一个通往身体的其他部位的"窗口"，其健康状况可对人体整体的健康和疾病产生影响，同时身体状况变化和治疗方式也会对口腔健康产生影响，认识到口腔健康和全身健康的相通性对确定口腔健康管理方案至关重要。古人在很早就认识到口腔健康与机体状态的相关性，并对口腔疾病形成的过程与身体功能失调的内在关系进行了阐述，如《灵兰秘典论》中有"脾胃者，仓廪之官，五味出焉"的记载。《圣济总录》认 为"心脾有热，气冲上焦，重发口舌作疮也"。《杂病源流犀烛·口齿舌病源流》指出"心热者中焦气不足，口疮多赤，此所谓心火妄动发之也"。口腔病的病位通常在心脾胃肾，其病机总体来说皆为火热循经上炎，熏蒸口舌而发病。因此中医对于口腔疾病的治疗强调从机体整体的调理着手，根据患者的体质状况及临床表现综合分析，通过口腔局部与机体整体的双重管理，纠正和恢复五脏六腑功能，调整机体阴阳偏盛偏衰的失衡状态，最终达到清热滋阴、消疮愈溃的效果。

(2) 口腔健康管理的多样性与低创伤性：相比于现代口腔健康管理中口腔治疗多以创伤性治疗为主的治疗方案，基于中医状态的口腔健康管理既可以采用局部治疗的方式，也可以采用整体干预与局部治疗相结合的治疗方式。明代医著《名医类案》中对于风热牙痛的治疗即采用局部结合整体治疗的方式，局部治疗采用薄荷 60g、没食子 60g、玄明粉 3g、青盐 60g 共同研磨成粉末擦牙，整体治疗则选择疏肝解郁、理气和中功效的中药以调理脾胃功能，如木香和香橼。《口齿类要》作为我国现存最早的口腔专著，对机体系统因素与口腔疾病的密切关系进行了系统阐述，指出中下三焦虚实寒热都能引起口腔病变，且各脏腑经络病变可以相互传变，其治疗需要以肝、肾、脾三脏为重点，补益与疏解相结合且以补益为主治疗口腔疾病。此外相比于现代口腔治疗的侵入性操作，中医以药物外用与内服相结合的治疗方式不容易造成创伤，治疗的不良反应较小，通过将有效的治疗方法和改善机体状态结合，以达到最佳治疗和保健效果。

2. 口腔健康管理新模式体系及具体实施

基于中医状态的口腔健康管理新模式包含中医状态参数评价体系及口腔健康风险预警体系。中医状态参数评价体系包括宏观、中观、微观三个维度。宏观评价包括管理服务对象所处的地域、季节、气候等宏观参数信息，因地区气候的差异以及地理环境和季节不同会在一定程度上影响着人体的生理活动，进而产生不同的口腔健康管理需求。中观评价包括管理服务对象生物、心理等表征参数，不同年龄、性别、饮食习惯的人群的口腔健康及疾病状态具有显著差异，结合服务对象的饮食习惯、工作环境、心态等参数对准确把握机体的口腔健康状态具有重要价值。微观评价包括穴象、脉象、体象及病理检查指标，如口腔微生物菌落检测，以及初步的八纲和脏腑辨证结论。口腔健康风险预警体系是在中医状态参数评估的基础上，对口腔健康相应影响指标及个人信息进行深入分析，找出潜在的口腔健康风险因素。中医状态参数评价体系与口腔健康风险预警体系互为表里，是开展口腔健康中医特色管理的理论基础。

口腔健康管理新模式不仅需要针对性进行局部口腔治疗，同时也要开展多层次的整体健康管理，其具体实施首先要依据中医理论及诊疗方法对人体的中医状态进行总体把控，采集服务对象的面相、舌象、声音、脉象，对采集到的信息进行分析、辨识与评估，解析人的健康状态，并为下一步的疾病风险预警提供素材。根据中医状态的辨识与评估结果开展口腔健康风险的预警评估，根据建立的诊疗模型对可能发生的口腔疾病进行量化分析，结合数字技术对人体口腔健康状态进行实时动态个性化把握，并根据分析结果制订个性化的口腔健康管理方案。口腔健康管理新模式的管理干预措施采用中西医结合的形式，将中医的情志调整、药膳食疗调整、经络穴位调整与西医的洗牙、牙齿矫正等口腔养护方案相结合，及时纠正其口腔异常状态，预防或减缓口腔向疾病状态发展的趋势，维持口腔及机体内外环境稳态平衡。

参 考 文 献

[1] 赵铱民 . 口腔修复学 [M]. 8 版 . 北京：人民卫生出版社 ,2020.

[2] 冯海兰 , 王嘉德 . 口腔医学导论 [M]. 2 版 . 北京：人民卫生出版社 ,2013.

[3] 周曾同 . 中西医结合口腔医学的理念、实践和思考 [J]. 中国实用口腔科杂志 ,2012.

[4] 陈海燕、汪柳静 . 基于中医理论探讨口腔健康管理新模式 [J]. 中医药管理杂志 ,2022.

第2章 妊娠期女性口腔健康管理

一、妊娠期女性口腔疾病概况及相关检查

口腔健康影响人的消化功能和全身健康，人群口腔健康水平是社会文明程度的标志。不同人群的口腔卫生习惯和口腔疾病特点不同，因此口腔健康教育要有针对性。口腔是人体五大菌库（口腔、肠道、皮肤、鼻腔和阴道）之一，是一个大量细菌聚集的地方，在成千上万的细菌中，有一些是致病菌，即使没有口腔疾病，它们也照样存在。有些人群天生的特点就是致病菌占优势，平时也许无大碍，一旦身体状况发生改变，如妊娠时，宿主的易感性增加，口腔就很容易出现问题。

妊娠期女性口腔健康教育有着双重意义，不仅关系到其自身健康，而且与胎儿生长发育密切相关。由于孕期体内激素水平改变以及口腔环境、饮食习惯、口腔卫生行为发生改变，妊娠期女性患口腔疾病的风险相应增加，且随着妊娠时间的延长龋病、牙龈炎等患病率显著升高。妊娠期口腔疾病导致的疼痛和不适，轻者会影响妊娠期女性进食，造成营养不均衡，重者会因炎症扩散全身波及胎儿，引起早产甚至畸形。妊娠期女性口腔健康教育的重点应放在一级预防上，尤其是妊娠前口腔健康监控和妊娠期口腔健康维护。因此，妊娠期前后进行口腔疾病干预及健康教育，增强育龄期女性口腔保健意识，减少妊娠期口腔疾病的发生，让妊娠期女性了解口腔疾病及其对自身全身状况的影响，利用口腔健康风险管理量表检测自身口腔健康状况并采取相应预防措施，必要时进行治疗，从而降低患病风险，对孕婴口腔健康有着极其深远的影响。

（一）妊娠期女性口腔健康状况的改变

1. 孕妇本身的改变

妊娠期女性由于体内激素分泌及代谢水平的变化，口腔唾液成分发生

改变，饮食、生活习惯的不同及对口腔健康的疏忽使口腔疾病更易发生。妊娠女性体内雌激素、黄体酮等激素发生巨变，通过影响牙周微生物生态、牙龈血管系统、局部的炎症反应和免疫应答等，使得牙龈对局部刺激物的反应增强，妊娠期龈炎、妊娠期龈瘤、妊娠期牙周炎的易患性增加。研究证实妊娠期合并牙周病使孕妇早产、产下低体重儿等不良妊娠事件的发生概率上升。另外，妊娠期激素水平变化及口腔卫生不良等，导致智齿冠周炎的发生率上升。妊娠期饮食习惯的改变及妊娠性呕吐等孕期反应的出现，导致口腔微环境改变，龋病发生率增加。

妊娠期女性生理代谢会发生很多变化，比较明显的是内分泌的改变。孕期女性血液中雌激素和孕激素水平明显上升，使牙龈中血管增生，牙龈处于充血状态，增加了对外来刺激的敏感性，若不注意口腔卫生容易患妊娠期牙龈炎。孕前已患牙龈炎的女性，孕后症状可加重；有吸烟嗜好的孕妇，牙龈炎的情况会更加严重，甚至可出现牙周袋，或发展成牙周炎，导致牙齿松动。孕期女性除了易患牙龈炎外，还常有牙龈增生，妊娠期牙龈增生还可形成牙龈瘤。

妊娠期女性生活习惯和规律也会发生很多改变，表现为进食次数增多，爱吃零食又偏爱酸甜食物且常忽略口腔卫生，这无疑会增加患龋齿的危险性。妊娠早期往往会有不同程度的妊娠反应，反流的胃酸增加了对牙齿的腐蚀。因此，孕前本来没有龋齿的女性在妊娠期容易发生龋齿，孕前已有龋齿者妊娠期间龋齿程度和范围可加重。

妊娠期口腔保健应以预防龋病和牙龈炎为主，坚持早晚刷牙、饭后漱口，为了清除牙齿邻面的牙菌斑还要在饭后或刷牙时配合使用牙线。妊娠期女性因口腔组织敏感性增高，牙龈组织比较脆弱，容易出现刺激性出血，所以刷牙时要选用刷头小、刷毛软、磨毛的保健牙刷。预防龋齿首选含氟牙膏或交替使用中药牙膏，或含有抑菌成分的牙膏，以预防或控制牙龈炎。同时，要注意平衡膳食，多喝牛奶，多吃一些营养丰富的豆制品、蛋类、鱼类、肉类、水果、新鲜蔬菜等，摄取足够的营养，包括蛋白质、钙磷无机盐、各种维生素和必要的微量元素，以利胎儿发育及骨骼、牙齿的形成和钙化。养成良好的饮食习惯，少吃甜食，减少零食，不挑食，不偏食。有吸烟嗜好的孕妇一定要戒烟，并要避免被动吸烟。需要服药者一定要在医生指导下慎重用药。

还有一个问题值得注意，就是妊娠期龋病和牙龈炎的治疗。妊娠后最初3个月容易发生流产，应避免口腔治疗。妊娠期龋病和牙龈炎的治疗安全时间是妊娠中期（妊娠4～6个月）。妊娠后期除了急诊外也应避免口腔治疗。做好孕妇口腔保健的根本措施是孕前保持良好的口腔健康状态。准备妊娠的女性妊娠前要到正规医院进行全面的口腔检查，接受医生口腔保健方面的指导。患有牙龈炎、牙周病和龋病的女性要进行彻底的治疗，使口腔处于健康状态。在这样的基础上再妊娠，就可以有效维护孕妇的口腔健康，并为下一代的口腔健康打下良好基础。

2. 胎儿的改变

孕妇的口腔健康状况和生活习惯还可直接影响胎儿的发育和口腔健康。研究表明，有严重牙周炎的孕妇生出低出生体重儿的概率是牙周健康孕妇的7.5倍，早产的概率也明显增加。孕妇吸烟和被动吸烟除了对本人的身体和口腔健康有损害外，还可造成胎儿颌面发育畸形，发生唇腭裂。孕妇饮酒也可导致胎儿颌面部发育畸形。许多药物对胎儿颌面部和牙齿的发育会产生有害影响，例如一些镇静安眠药和激素类药物，可引起胎儿唇腭裂。

（二）相关检查

1. 妊娠前、中、后期的临床实践指南

在上述妊娠期容易出现的口腔健康问题中，有许多是妊娠前就存在的疾病，由于未能及早发现和治疗，致使在妊娠期出现问题。因此有学者报道，在妊娠期口腔疾病预防、诊断、治疗和口腔健康维护的关键临床实践建议方面，在纳入的各项临床指南之间没有发现分歧或矛盾之处。尽管口腔全科及口腔专科指南的使用对象和临床实践范围有所不同，但各指南中的临床实践建议非常一致。对这些指南中关键临床实践建议的总结（表2-1）可作为预防、诊断和治疗口腔疾病及在妊娠期间维护口腔健康的参考工具。

阶　　段	建　　议
	表 2-1　关于预防、诊断和治疗口腔疾病及孕期口腔保健的临床实践建议
预防	• 产前检查应包括口腔检查 • 每 6 个月进行一次口腔检查 • 每天使用软毛牙刷、含氟牙膏刷牙 2 次，每天使用牙线 • 限制高糖食物，将含糖食物摄入限制在进食时间 • 限制摄入碳酸饮料和果汁 • 餐后咀嚼无糖口香糖或含木糖醇口香糖 • 呕吐后用小苏打溶液漱口（1 茶匙小苏打配一杯水） • 呕吐后 1 小时内不刷牙 • 根据需要使用无酒精含氟漱口水漱口
诊断	• 妊娠期合理的诊断和对症治疗措施是安全的 • 诊断性 X 线检查是安全的（对腹部和颈部进行防护）
治疗	• 妊娠期间随时可以提供口腔急症处理 • 深龋和有症状龋病应该及时治疗 • 牙体和牙髓治疗是安全的 • 牙髓和修复治疗过程中使用橡皮障 • 拔牙是安全的 • 治疗牙周病的非手术性牙周治疗（洁治、刮治、根面平整）是安全的 • 避免进行广泛的创伤性干预（牙周手术），但必须进行的牙周手术可在妊娠中期进行，妊娠期化脓性肉芽肿应在产后进行治疗 • 合理剂量的含肾上腺素的局部麻醉药是安全的 • 亚急性细菌性心内膜炎的抗生素预防指征与普通人群相同 • 需要使用笑气镇静或治疗患有严重系统性疾病的孕妇时应与产前护理人员咨询固定义齿修复及美学修复应推迟至产后 • 为了舒适，孕妇的体位应保持头高于脚，并在右臀部放小枕或在妊娠后期使孕妇向左边靠
维护	• 每 6 个月定期安排一次口腔检查 • 每 6 个月定期安排洗牙

2. 妊娠前的检查

健康的口腔至少应该符合以下标准：①牙齿清洁，即牙齿洁白、没有污渍、牙菌斑、牙垢、牙石以及食物残渣等。②无龋洞，即全口牙没有龋齿（虫牙）。有些人有了龋齿，但因为还没有引起疼痛或其他不舒服的感觉，自己并没有发现，但口腔健康已经受到影响了。③无疼痛感，指牙齿、牙龈及口腔黏膜、舌头等都没有疼痛的感觉。④牙龈颜色正常，正常牙龈呈粉红色，如果牙龈呈深红色或暗紫色则是不正常的，是有炎症的表现。⑤无出血现象，出血是指牙龈出血，在刷牙或吃苹果、馒头等食物触碰牙龈时会发现牙龈出血，有时在没有触碰时也会发生牙龈出血，牙龈出血是牙龈炎的标志，牙龈有了炎症首先就表现为牙龈碰到硬的食物或刷牙时便会流血。

与患者的沟通中必须要尽可能详细地了解其口腔健康意识、口腔卫生习惯、日常所采取的口腔卫生措施等，如刷牙习惯、方法、工具、牙膏、牙线和漱口剂等均是必须涉及的内容，以了解其是否应用、每天次数、自我感觉效果等，使临床医师对疾病的发展过程及对治疗的反应心中有数，更有针对性地制订该个体必要的治疗措施，并进一步指导菌斑控制方法。此外，对于发现牙列、牙齿、颌面发育有异常表现而怀疑有遗传倾向时，应追问家族史。

妊娠期女性口腔保健的重点是一级预防。强调孕前的口腔检查、治疗和妊娠期的口腔健康维护。育龄女性在计划妊娠前应主动接受口腔健康检查。检查的目的是及时发现并处理口腔内的疾病或隐患，确保口腔处于健康状态，避免在妊娠期间发生口腔急症，给治疗带来不便。孕前应调整生活习惯，注意健康饮食，禁烟禁酒，妊娠期女性吸烟与被动吸烟、饮酒均会导致胎儿颌面部发有畸形。

孕前口腔检查可以提高备孕期女性的口腔保健意识，早期发现口腔问题并进行治疗，有效降低孕期口腔疾病的发病率。孕前口腔检查应纳入孕前基本保健内容，促进母婴口腔健康。

(1) 牙周健康状况：牙周治疗计划的制订、治疗内容和拟采取的措施顺序等需要立足于正确的诊断。应该在确定牙周病类型、范围和严重程度的基础上，进一步明确病因、阶段、影响因素和预后评估，在此过程中有赖于准确、全面的问诊和牙周专科临床检查等客观指标的综合判断。包括病史收集、牙周组织检查、牙合与咬合功能的检查、影像学检查。

牙周病的诊断：①基本要求，即区分出牙周组织是处于健康还是疾病状态；②区分出所患疾病的基本程度范围，即是龈炎还是牙周炎；③鉴别出龈炎或牙周炎的类型及病损程度；④判断疾病是处于进展还是相对稳定状态。随着相关学科的迅速发展，牙周病的一些新的辅助诊断方法对揭示疾病的本质、程度、优化治疗计划、评价疗效和在维护期的监测等具有重要意义，医师可以根据科学研究的需要和自己的工作条件酌情选用。以下介绍一些辅助诊断的方法。

检查以对牙周组织改变的观察为主，但同时也应对口腔其他相关部位做全面的检查，还应做必要的生化检验等相关辅助检测，牙周组织的常规检查包括口腔卫生状况、牙龈状况、牙周探诊、牙的松动度。

① 口腔卫生状况的检查内容、方法及评估指数

检查内容：菌斑（目测或菌斑显示剂辅助检测）、软垢、牙石、色素、食物嵌塞、牙齿结构异常及口臭等。

菌斑的检查方法：结合使用目测和菌斑显示剂辅助观察，后者一般用 2% 碱性品红溶液。患者先用清水漱口，然后用棉签或小棉球蘸取药液，涂于龈缘附近的牙面上，再次漱口后，牙面被染色的区域即是附着的菌斑。若只需一般了解患者口腔卫生的好坏，只要检查每牙的唇、颊侧和舌侧牙面并记录有或无，并计算出有菌斑的牙面占总牙面数的百分比，一般已有菌斑的牙面不超过总牙面数的 20% 为口腔卫生较好的指标，这种方法可用于检查菌斑控制的效果，患者也可用于自我检查。若菌斑作为临床研究的观察指标，则应按菌斑指数分级记录。菌斑显示的意义在于既有帮助患者自查口腔卫生状况的指示作用，还可帮助医师针对患者个人的实际情况进行对应的口腔卫生措施指导和示教。

评估指数：菌斑指数（PLI）、简化口腔卫生指数（OHI-S）。

Silness 和 Loe 于 1964 年提出的菌斑指数（PLI）不需要菌斑显示剂，

而是采用目测加探查的方法，主要记录龈缘附近菌斑的厚度及量，而不单纯看菌斑的分布范围（图 2-1）。因此，比较适合于一般的临床检查或流行病学调查，但厚度分级具有一定主观性，需要经过训练和经验，若作为临床科研检查，最好由同一位检查者来完成。

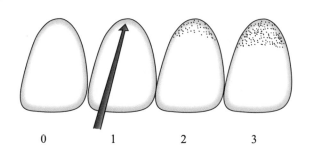

▲ 图 2-1　Silness 和 Loe 的菌斑指数及计分方法

计分标准：0= 龈缘区无菌斑；1= 龈缘区的牙面有薄的菌斑，但视诊不易见，若用探针尖的侧面则可能刮出菌斑；2= 在龈缘或邻面可见中等量菌斑；3= 龈沟内或龈缘区及邻面有大量软垢

Quigley 和 Hein 于 1962 年提出并由 Turesky 等加以改良的菌斑指数（PLI），需要用菌斑显示剂涂布于牙面，漱口后再检查着色的菌斑在牙面的分布部位和范围（图 2-2），这种方法的计分标准相对比较客观。本指数主要体现口腔卫生状况，检查患者自我菌斑控制的措施是否有效以及临床观察某些抗菌斑剂的效果，患者自己也能对镜检查，所以应用比较方便。

OHI-S 是由 Greene 和 Vermillion 于 1964 年提出并简化的，包括软垢指数（DI）和牙石指数（CI）两部分，将牙面自龈缘至切𬌗缘三等分，用菌斑显示剂着色，目测菌斑、软垢、色素或牙石占据牙面的面积，只检查 6 个牙（16、11、26、31 的唇颊面和 36、46 的舌面）以代表全口。本指数较为客观简便、快速且重复性好，已被广泛用于流行病学调查，从而评价口腔卫生真实状况（图 2-3）。

② 牙龈状况的检查内容与评估指数

检查内容：龈缘的位置；牙龈色泽的变化、牙龈的剥脱性病损。

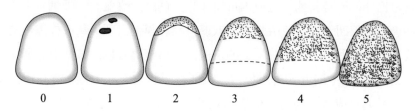

▲ 图 2-2　**Quigley-Hein 法的菌斑指数及计分方法**

计分标准：0= 牙面无菌斑；1= 牙颈部龈缘处有散在的点状菌斑；2= 牙颈部连续窄带状菌斑宽度不超过 1mm；3= 牙颈部菌斑覆盖面积超过 1mm，但少于牙面 1/3；4= 菌斑覆盖面积至少占牙面 1/3，但不超过 2/3；5= 菌斑覆盖面积占牙面 2/3 或 2/3 以上

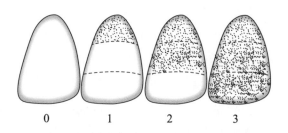

▲ 图 2-3　简化口腔卫生指数及计分方法（**Greene 和 Vermillion** 提出）

计分标准：① DI-S：0= 牙面上无软垢；1= 软垢覆盖面积占牙面 1/3 以下；2= 软垢覆盖面积占牙面 1/3 与 2/3 之间；3= 软垢覆盖面积占牙面 2/3 以上。② CI-S：0= 龈上、龈下无牙石；1= 龈上牙石覆盖面积占牙面 1/3 以下；2= 龈上牙石覆盖面积在牙面 1/3 与 2/3 之间，或牙颈部有散在龈下牙石；3= 龈上牙石覆盖面积占牙面 2/3 以上，或牙颈部有连续而厚的龈下牙石

龈缘的位置：正常生理情况下，随着年龄的增长，结合上皮位置逐渐地向根方迁移，龈缘的位置也发生相应的根移。如牙刚萌出时，龈缘位置是在牙釉质上；随着年龄的增长，龈缘位置可移至釉牙骨质界；到老年时，龈缘可位于牙骨质面，在外观上出现牙龈退缩。过去认为这是一种增龄变化，但现今的观点认为它不是生理性的，而是一生中外界刺激或疾病积累的结果，应视为病理性退缩。病理情况下，如牙龈的炎症、肿胀、增生等，使龈缘向冠方延伸，甚至可位于牙冠的中 1/3 或更多。

牙龈色泽的变化：除了局部炎症或全身因素可引起牙龈的充血发红或

苍白色外，还有其他一些原因可使牙龈有色泽的改变。①吸烟。由于烟草燃烧物的长期作用，使吸烟者牙龈或口腔黏膜上出现深灰或棕黑色的色素沉着，牙面上也会沉积棕褐色的斑渍。②重金属着色。某些重金属（如铋和铅等），经不同方式进入体内后可能被吸收或引起中毒，除可引起机体的一系列反应外，还可在龈缘出现颜色改变，如含铋的药物进入体内后，常在牙龈出现"铋线"。尤以上下颌前牙的龈边缘上，出现宽约1mm的灰黑或黑色的线条，边缘清晰整齐。其形成是由于血流中的铋与龈沟附近的硫化氢结合，形成不溶解的硫化铋沉积下来所致。慢性铅中毒的患者，其龈缘因沉积了硫化铅同样可出现类似的"铅线"。铅线常位于尖牙至第一磨牙颊侧牙龈，呈灰蓝色。有的患者在牙颈部银汞充填物附近的牙龈中可有银颗粒沉积，呈灰黑色斑点。③牙龈黑色素沉着。生理情况下，有一些皮肤较黑的人，其牙龈常出现黑色或褐色的色素沉着斑，并可互相融合成片，对称分布，不高出黏膜，成年后色素更加深。还有某些系统疾病患者，如艾迪生病患者的口腔黏膜可出现蓝黑色或暗棕色斑块或斑点，也可出现于牙龈。④白色病损。一些出现白色病损的口腔黏膜病也可发生于牙龈组织，如口腔白斑病和扁平苔藓。牙龈的白斑较少见，可呈灰白色的斑片，表面微凸、粗糙无光泽，边界清楚。牙龈上的扁平苔藓常发生于磨牙区和前庭沟，呈树枝状或线条状的白色花纹，自前庭沟向附着龈延伸，发生于附着龈者常呈白色单线条状。

牙龈的剥脱性病损：牙龈的剥脱性病损主要表现为龈乳头、龈缘和附着龈的上皮剥脱并出现炎症，可以是糜烂型扁平苔藓或寻常型天疱疮或良性黏膜类天疱疮在牙龈上的一种表现，均可出现上皮浅层的剥脱、糜烂和炎症。临床上发现牙龈有剥脱性损害时，应首先排除上述三种口腔黏膜病。此外，较少见的如硬毛牙刷的损伤、氯己定含漱液的一过性黏膜刺激及其他化学药物的刺激等。

评估指数：牙龈指数（GI）、出血指数（BI）、龈沟出血指数（SBI）及探诊出血（BOP）。

GI：仅将牙周探针放到牙龈边缘龈沟开口处，并沿龈缘轻轻滑动，牙龈组织只被轻微地触及（图2-4）。牙龈指数客观而简便，它广泛用于流行病学调查和临床疗效评价，但操作者需要经过严格的训练，才能掌握探诊的深度和力量，使计分达到客观而准确。而且，此指数用于牙龈炎症较重的人群有一定的缺陷，因为凡有出血则计为 2，不能区别出血程度的轻重；而属于 1 的个体又相对较少。

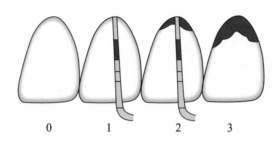

▲ 图 2-4　牙龈指数及计分方法（Loe 和 Silness）

计分标准：0= 牙龈健康；1= 牙龈轻度炎症，牙龈的色有轻度改变并轻度水肿，探诊不出血；2= 牙龈中等炎症，牙龈色红，水肿光亮，探诊出血；3= 牙龈严重炎症，牙龈明显红肿或有溃疡，并有自动出血倾向

BI：Mazza 在 1981 年的一项临床研究中采用了经过改良的出血指数。用钝头牙周探针轻探入龈沟或袋底，取出探针 30s 后，观察有无出血及出血程度（图 2-5）。这种分级比 GI 精细，更为客观，适用于牙龈炎症较重的人群观察治疗前后效果的临床研究。

SBI：由 Miuhlemann 和 Son 于 1971 年提出，认为出血早于颜色和外形改变出现，与其他指数的观点不同，本指数在临床上应用不多。其对出血量没有详细分级，着重对可视炎症程度进行了分级，共分 6 级：0= 牙龈健康，探诊无出血；1= 探诊出血，龈乳头和边缘龈无水肿及颜色改变；2= 探诊出血，龈乳头和边缘龈有颜色改变，无水肿；3= 探诊出血，龈乳头和边缘龈颜色改变、轻度水肿；4= 探诊后出血，龈乳头和边缘龈颜色改变、明显水肿；5= 探诊出血，有自发出血和颜色改变及水肿。

BOP：根据探诊后有无出血，记为 BOP 阳性或阴性，这已被视为牙龈有无炎症的较客观指标，特别是将探针插入牙周袋底后是否出血已被普遍接受作为评估龈下炎症的方法。据研究表明，在 4mm 以上的牙周袋，

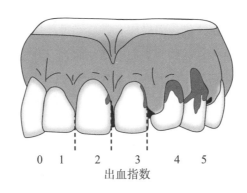

0　1　2　3　4　5

出血指数

▲ 图 2-5　出血指数及计分方法（Mazza，1981 年）

计分标准：0= 牙龈健康，无炎症及出血；1= 牙龈颜色有炎症性改变，探诊不出血；2= 探诊后有点状出血；3= 探诊出血沿龈缘扩散；4= 出血流满并溢出龈沟；5= 自动出血

BOP 阳性者多于浅袋，表明深袋的炎症比较重，需要随访和进一步治疗。但检查 BOP 的操作者需要经过严格的训练，掌握正确的操作方法，结果才有意义。操作时有两种方法，一种是用钝头牙周探针的尖端置于龈缘下 1mm 或更少，轻轻沿龈缘滑动后观察片刻看有无出血，但是探龈缘法只能反映龈缘的炎症状况，可能会低估病情；对于 PD≥4mm 以上的牙周袋位点探诊出血的阳性检出率低于探袋底法，因为深牙周袋的炎症浸润病损主要在袋底，而边缘龈相对健康，用此法就可能检测不准牙周袋的病变实质。另一种方法是轻轻探到袋底或龈沟底，取出探针后观察 10～15s 看有无出血。后一种方法特别需要注意探诊时的压力，有研究表明，较大的探诊压力可使 BOP 的阳性位点增加。

③ 牙周探诊

目的：了解牙周支持组织的丧失状况，探测整个牙列所有牙齿的每个面有无牙周袋的形成、牙周袋的深度、牙周附着水平；此外，还应探查根分叉病变及探诊后有无龈沟 / 牙周袋出血，并以数值记录来反映。

工具：普通牙周刻度探针或电子探针。牙周探针的种类有很多，其共性是都带有刻度，但根据检查目的不同而设计特点有所差异，表现在探针的弯曲角度和刻度间距上有所不同，每个刻度有 1mm 或 2～3mm，工作端基本为圆柱形，逐渐变细，利于插入；尖端处为钝头，直径为 0.5mm（图 2-6）。

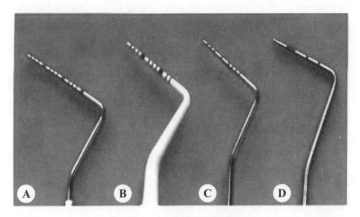

▲ 图 2-6 各式牙周探针头

A. UNC-15 探针，每 1mm 均有刻度标记，每 5mm 有加粗的颜色标记；
B. 非金属探针，每 1mm 均有刻度标记，每 5mm 有加粗的颜色标记；
C. Williams 探针，划度标计分别为 1mm、2mm、3mm、5mm、7mm、
8mm、9mm、10mm；D. WHO（CPTTN）探针，尖端为一 0.5mm 球状，
刻度标计分别为 3.5mm、5.5mm、8.5mm、11.5mm

方法：牙周探针应沿着牙齿长轴在各个面进行探查；使用标准化的牙周探针；掌握探诊力量，20～25g 的探诊压力为好；平行于牙长轴的方向轻轻插到袋底及提插行走；放稳支点后按顺序进行，避免遗漏；调节好椅位且有明亮光线，这样才能使检查得以顺利完成；医师应熟练掌握操作技巧，且具备细心和耐心的工作态度（图 2-7）。

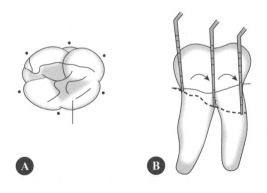

▲ 图 2-7 牙周袋探测部位及方法示意图

A. 按唇、舌侧 6 个点探测；B. 提插式探测近、中、远 3 个点

记录和评价指标：探诊深度、牙周附着水平（AL）。

探诊深度：自龈缘至袋底的距离。

牙周附着水平（AL）：指龈沟底或牙周袋底至釉牙骨质界的距离。具体操作：在测量牙周袋深度后，当探针尖沿牙根面退出时，探寻釉牙骨质界位置，测得釉牙骨质界到龈缘（gingival margin，GM）的距离，将袋深度减去该距离即为附着丧失的程度。若两数相减为零或不能探到釉牙骨质界，说明无附着丧失；若牙龈退缩使龈缘位于釉牙骨质界的根方，则应将两个读数相加，得出附着丧失的程度（图 2-8）。

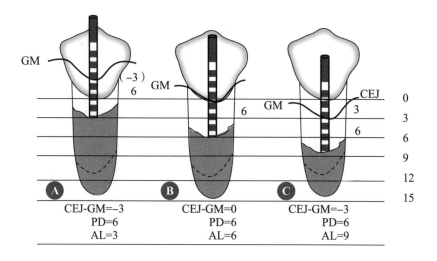

▲ 图 2-8　附着水平探测示意图

A 至 C 的探诊深度都是 6mm，但由于龈缘位置不同，附着丧失的程度也不同。A. 牙龈增生，探诊深度 6mm，附着丧失 3mm；B. 龈缘位于釉牙骨质界，探诊深度 6mm，附着丧失 6mm；C. 牙龈退缩，探诊深度 6mm，附着丧失 9mm

④ 牙松动度

正常：有轻微的生理性动度，主要是水平方向的动度。牙根的数目、长度和粗壮程度及炎症程度影响牙的松动度。如单根牙的生理性动度略大于多根牙；若有急性炎症或咬合创伤存在，则牙的动度也会加重，所以检查牙的松动度应在炎症和创伤消除时进行，并应根据具体情况综合判断。

晨起时，牙的动度最大，可能因为夜间上、下牙没有接触而使牙略有挺出；白天时，由于咀嚼和吞咽动作，可将牙压入牙槽内。这种微细的变化在正常的牙周组织不明显。患牙周炎时，由于牙槽骨吸收咬合创伤、急性炎症及其他牙周支持结构的破坏而使牙的动度超过了生理性动度的范围，出现了病理性的牙松动。

检查：前牙用口腔科镊夹住切缘，做唇舌方向摇动；在后牙，闭合镊子，用镊子尖端抵住𬌗面窝，向颊舌或近远中方向摇动。

记录：Ⅰ度松动，松动超过生理动度，但幅度在 1mm 以内或颊（唇）舌方向松动；Ⅱ度松动，松动幅度在 1～2mm 间或颊（唇）舌和近远中方向均松动；Ⅲ度松动，松动幅度在 2mm 以上或颊（唇）舌和近远中和垂直方向均松动。

(2) 口腔黏膜健康状况：颊、舌侧牙龈同属于口腔黏膜，某些病损（如溃疡、斑纹、色素沉着等）同时涉及牙龈及其他口腔黏膜，需要全面检查。

口腔黏膜的检查应按照一定的顺序进行，以避免遗漏。建议的检查顺序按照从口外到口内的原则依次进行。

① 唇红：注意唇线的对称性，唇的张力和形态，上下唇的封闭情况，唇红的色泽，有无皲裂、脱屑及痂壳，口角区黏膜有无糜烂或渗出物。少数患者唇红可见皮脂腺颗粒或唇黏液腺增生。

② 唇、颊：注意唇系带的位置及唇前庭部位黏膜形态。在上下牙的咬合线相对位置常可见到前后纵向的组织皱襞，色灰白而微水肿，称为颊白线，是牙齿长期机械刺激所致，有时演变为部位较宽的白水肿。正对上颌第二磨牙牙冠处，颊黏膜隆起称为腮腺乳头，有时因创伤而显红肿。其周围常有皮脂腺颗粒，称为迷脂症。下颌最后一颗磨牙的远侧称为磨牙后垫，聚集了较多颊腺。

③ 口底及舌腹：菲薄，有时可隐约见到舌下腺及血管。舌系带位于口底中份，舌下腺的导管及下颌下腺的 Wharton 管均沿系带两侧或舌下肉阜形成多数开口，扪诊时挤压腺体可见唾液溢出。口底黏膜可见舌下襞。舌腹黏膜亦薄，可见伞襞，黏膜下可见舌腹静脉或小的毛细血管襻。

④ 舌：患者伸舌检查时应注意舌体的体积、质地、活动度、对称性

及有无歪斜或震颤；舌背乳头有无增生或萎缩（丝状乳头、菌状乳头）；舌苔的形态及颜色。用纱布包绕舌前份，用手握持并向前拉出，可较清楚地检查舌背基部及舌侧面基部。舌背基部前布有 8～12 个轮廓状乳头，有时被患者误认为肿瘤。舌侧面基部可见舌侧中份的纵行排列的叶状乳头，常有水肿或炎症，其后有数目不等陷凹状或颗粒状淋巴滤泡，也常有炎症或水肿，常成为患者就诊的主诉。

⑤ 腭：前份有腭皱襞，硬软腭交界处有腭凹，磨牙区有时可见稍突起的腭隆突，硬腭后份有翼钩，软腭应注意其活动性及腭垂的形态。

⑥ 咽：口咽部的腭舌弓和腭咽弓常见充血，扁桃体肿大发炎，而本部位的炎症又常同时并发舌根部的淋巴滤泡炎症，并渐演变为迁延的慢性炎症。

⑦ 牙龈：其形态、色泽、有无起疱及上皮剥脱、白色斑纹的分布等均与口腔黏膜病密切相关。

(3) 牙及其周围组织：牙体检查包括补牙、洗牙、智齿与残根残冠等。

① 补牙：在龋齿的初期并没有什么症状，即使有一点酸痛的感觉，也经常觉得无所谓。还有一些人的牙齿虽然治疗过，但是已经过去了十几年，当时限于自身意识、医疗水平等因素，治疗得不完善，还存在疾病隐患，妊娠期间牙齿就容易出问题。因此要事先请医生检查你的牙，如果有早期龋齿，或者不完善治疗的情况，要及时做治疗。

② 洗牙：牙石是没有清除的牙菌斑长期堆积，同时唾液中矿物质等沉积其中而形成的。牙石表面有大量的细菌及其代谢产物，对牙龈软组织产生刺激，容易引起牙龈发炎、红肿。如果妊娠就会加重牙龈的炎症，对准妈妈和胎儿的健康不利，所以提前到孕前做好准备，是非常有必要的。

③ 智齿与残根残冠的检查治疗：许多孕妈妈出于对拔牙的恐惧，在孕前没有把可能发炎的智齿和残冠残根拔除，心存侥幸。结果一旦这些"罪魁祸首"在妊娠期间"暴发"的话，会给孕妈妈带来极大的痛苦。孕期阻生智齿更易发生冠周炎、间隙感染，导致张口受限、进食困难，甚至感染扩散出现海绵窦静脉炎而威胁妊娠期女性安全。孕前有残根、残冠而未及时处理，孕期容易因其根尖周炎而引起根尖周脓肿、牙槽脓肿或者间

隙感染等并发症。出于胎儿的考虑，牙科医师会对孕期拔牙非常慎重，而这往往会让孕妈妈反复被牙痛"骚扰"。

龋齿、牙髓的病变及根尖周围病与牙周病的关系非常密切，如邻面龋引起的食物嵌塞、慢性根尖周炎引起的牙龈窦道等都直接或间接影响牙周组织的健康，并影响着病损的转归。

(4) 颞下颌关节：咬合是否正常直接影响颞下颌关节的功能，如深覆𬌗、磨牙症患者等可出现颞下颌关节的不适或弹响等症状，牙周炎患者也可有𬌗关系的异常。因此，必要时可请专科医师会诊。

(5) 其他检查：根据病情需要可进行其他检查，如血液化验（血细胞分析、血凝分析、血糖、血脂等生化指标的检测）。一般牙周组织疾病不需要做活体组织检查，但对有特殊表现或需要与口腔黏膜病损加以鉴别时，也可考虑对少数病例做组织病理学检查等。牙周炎因常常是全口牙或多数牙同时患病，且检查指标又多，因此需要常规对全牙列的所有牙齿按牙位将牙龈生物型、角化龈宽度、探诊深度、附着丧失、炎症程度、出血情况、根分叉病变、牙动度等数据记录在牙周检查专用表或图上，必要时还可以画出牙周袋深度及牙槽骨吸收的示意图，使病情一目了然。如有全身系统性疾病，最好也记录于牙周检查表内（图 2-9）。

二、妊娠期女性常见的口腔疾病与治疗

妊娠期女性由于体内激素水平的变化，以及口腔环境、饮食习惯及口腔卫生行为方面的改变，妊娠期女性患口腔疾病的风险相应增高。

（一）妊娠期女性常见的口腔疾病

1. 妊娠期龈炎

牙龈是女性激素的靶组织，妊娠时血液中的女性激素特别是黄体酮水平增高，妊娠 6 个月后可达平时的 10 倍。这使牙龈毛细血管扩张充血，血管通透性增加，炎症细胞和液体渗出增加，加重了牙菌斑所引起的炎症反应。妊娠期龈炎是孕妇最常见的一种牙周疾病，发生率为 60%～75%。主要表现为牙龈肿胀、刷牙或咬硬物出血；在牙列不齐或有局部刺激因素

牙周检查记录表 1

姓名_____ 性别_____ 年龄_____ 病历号_____ X 线片号_____

检查日期：_____年_____月_____日

菌斑_____%
BOP _____%

牙位	8	7	6	5	4	3	2	1	1	2	3	4	5	6	7	8

上半区项目（自上而下）：菌斑、溢脓、牙齿松动度、根分叉病变、BI（出血指数）、AL（附着丧失）、龈缘 –CEJ、PD（探诊深度）

下半区项目（自上而下）：PD（探诊深度）、龈缘 –CEJ、AL（附着丧失）、BI（出血指数）、根分叉病变、牙齿松动度、溢脓、菌斑

每项标注 B / L

咬合关系：错𬌗拥挤   深覆𬌗   深覆盖
        对刃𬌗   反𬌗

其　他：详见附 7
诊　断：

检查者签名：_____

记录者签名：_____

▲ 图 2–9　牙周检查表

牙周检查记录表 2

全身状况			
全身疾病	无□	有□（如答"有"，请回答下列问题）	
高血压	无□	有□：	
		用药：无□有□	请注明：是否服用钙通道阻滞药
糖尿病	无□	有□：请注明：	
		用药：无□有□	请注明：
冠心病	无□	有□：请注明：	
		用药：无□有□	请注明：
脑血管病	无□	有□：请注明：	
		用药：无□有□	请注明：
动脉粥样硬化	无□	有□：请注明：	
		用药：无□有□	请注明：
肺部疾病	无□	有□：请注明：	
		用药：无□有□	请注明：
胃肠道病	无□	有□：请注明：	
		用药：无□有□	请注明：
类风湿关节炎	无□	有□	
		用药：无□有□	请注明；
骨质疏松症	无□	有□	
		用药：无□有□	请注明：
血液病	无□	有□：请注明：	
		用药：无□有□	请注明：
肝胆疾病	无□	有□：请注明：	
		用药：无□有□	请注明：
其他疾病	无□	有□：请注明：	
		用药：无□有□	请注明：
心脑血管手术	无□	有□：请注明：	
		用药：无□有□	请注明：
		支架：无□有□	
关节、瓣膜置换手术	无□	有□：请注明：	
		用药：无□有□	请注明：
器官移植手术	无□	有□：请注明：	
		用药：无□有□	请注明：
其他手术	无□	有□：请注明：	
		用药：无□有□	请注明：
妊娠期	无□	有□：请注明：	周
直系亲属牙周炎病史	无□	有□：请注明：	
		治疗：无□有□	请注明：
吸烟	无□	有□：请注明：	支 /d
焦虑、紧张、压力	无□	有□：请注明：	
		用药：无□有□	请注明：
其他疾病、长期药物治疗史	无□	有□：请注明：	
		用药：无□有□	请注明：

▲ 图 2-9（续）　牙周检查表

的位置还有可能形成妊娠期龈瘤，需要去除局部刺激物才能彻底消失。妊娠期间孕激素水平变化导致口腔菌群及机体的免疫反应也发生变化，使原有的牙龈炎症加重。一般在妊娠2~3个月后开始出现症状，牙部易出血，颜色变得鲜红或暗红，明显肿胀。应建议适龄期女性在妊娠之前先治疗牙龈炎和牙周炎，以预防妊娠期龈炎的发生。对于患有妊娠期龈炎的孕妇，主要是建议患者加强自我口腔卫生清洁和维护，正确刷牙。建议使用牙线。对于有重度龈炎的患者，应建议去口腔医院或口腔科进行专业的治疗，最好是在妊娠中期即妊娠4~6个月期间治疗，必要时可使用氯己定漱口剂。

2. 妊娠瘤

妊娠瘤（或称孕瘤）实际上是妊娠期龈炎的表现之一。有报道，5%的孕妇会发生妊娠瘤。妊娠瘤通常在妊娠第3个月后发生，是由增高的孕激素和局部激素及细菌引起，表现为牙龈呈瘤样增生，生长快，色鲜红，质松软，易出血，其本质不是肿瘤，是多血管的炎症肉芽组织。对于妊娠瘤的患者，建议其进行彻底的自我口腔卫生控制，一般分娩后逐渐自行缩小。对一些出血、体积较大且妨碍进食的妊娠瘤，可建议其在妊娠4~6个月时去口腔医院或口腔科进行治疗，由专业医生进行手术切除。如果在分娩后妊娠瘤仍不消退，也建议其去专科医师处进行治疗。

3. 龋病

龋病是由于细菌感染、饮食习惯和结构的改变等因素导致的牙体硬组织破坏，也就是我们常说的蛀牙，与饮食息息相关。随着妊娠期的发展，餐间零食的增加，女性罹患龋病的危险性也会增加。另外，妊娠反应的呕吐导致胃酸反流也会引起牙齿表面的酸蚀和脱矿，进而引发龋病。龋病病变持续发展可能会引起牙痛、根尖组织的炎症乃至牙齿的缺失，进而影响咀嚼，危害健康。正常情况下，口腔中的酸性物质会使牙齿上的矿物质逐渐脱离，而唾液中的钙、磷及氟化物又反过来将牙齿矿化，两者达到一个饮食与修复的动态平衡。妊娠期外，准妈妈需要更多的钙质，来满足自身和胎儿所需，缺钙的身体大环境也使得唾液对牙齿小环境的保护变得更加困难。因此孕妇发生龋的风险大大增加。曾有文献报道，有较多龋齿的母亲，其孩子也更易患龋。应建议孕妇每日使用含氟牙膏刷牙 2 次，并限量食用糖类食品，以便降低其患龋的风险。如果孕妇在妊娠前就患有龋齿而未治疗，妊娠后发展成深龋或急性牙髓炎，就有可能发生牙痛、靠近牙根部位的牙龈肿痛。因此建议在妊娠前治疗龋齿，对于在妊娠期间出现牙痛、牙龈肿痛的患者，应去看口腔科医生，进行相应治疗。

4. 酸蚀症

女性在妊娠早期常会出现妊娠反应，表现为恶心、呕吐，并且食管括约肌松弛、来自妊娠子宫的向上压力都会引起或加重胃酸反流，这使得孕妇口腔内的牙齿常暴露于胃酸中，腐蚀牙釉质。目前主要的策略是尽量减少口腔内酸暴露。可建议在呕吐后用苏打水漱口，避免呕吐后立即刷牙，并建议使用软毛牙刷刷牙，以降低釉质损害的风险。含氟化物的漱口液可以保护已受腐蚀或敏感的牙齿。

5. 牙周炎

牙周炎是发生在牙齿周围支持组织的一种慢性炎症和破坏性疾病，表现为牙龈红肿、牙周袋溢脓和牙齿松动等。这是我国成年人丧失牙齿的首位原因。在妊娠前就患有牙周炎的孕妇，妊娠期间饮食习惯改变，菌斑堆积容易病情加重；妊娠期龈炎导致的刷牙出血会使很多孕妇误以为是刷牙过重引起的出血，因而不敢彻底刷牙或干脆不刷牙，导致菌斑和致病微生物增多，加重牙周炎病情。"分娩后不能刷牙"是错误的认识和不良陋习，会导致大量菌斑微生物形成，使牙周炎加重。因此在妊娠前应先进行口腔检查，如有牙周炎，应先治疗牙周炎。如果在妊娠期间才发现患有牙周炎或牙周炎加重，可建议患者在妊娠中期请专科医师进行适当的治疗。

6. 智齿冠周炎

第三磨牙由于在颌骨内位置不当，不能完全萌出，部分牙体被牙龈所覆盖，则称为阻生智齿。由于它的位置靠后，常无法刷干净，围绕智齿的牙龈组织常发生炎症，称为智齿冠周炎。若妊娠前有阻生智齿未拔除，再加上孕期口腔卫生不良，牙菌斑堆积，阻生智齿四周的牙龈就会发炎肿胀，随时会导致冠周炎发作，伴随组织间隙感染，造成腮部肿胀，张口困难，无法进食。建议孕前口腔检查时，一定要尽早拔除阻生智齿，以免留下后患。若孕期出现冠周炎，建议由专科医生处理。被称为阻生牙或阻生齿。阻生牙和覆盖在它上面的牙龈之间形成盲袋，很容易藏污纳垢，滋生细菌，引起口臭、龋坏，当身体抵抗力下降时，常常会发生炎症。阻生牙牙冠周围的牙龈常常会发炎、疼痛，严重时脸颊可以肿胀，有张口困难，甚至全身发热、颌下淋巴结肿大等。阻生牙还会引起邻牙龋坏、松动、牙槽骨吸收等症状。妊娠期激素、饮食及口腔卫生习惯的改变会引发或者加重阻生牙周围的炎症，危害孕妇和胎儿的健康。

（二）妊娠期口腔疾病的临床具体预防与治疗

美国牙医学会于2014年根据当时的专家共识批准了两项政策性决议：①呼吁所有孕妇和育龄女性进行定期口腔检查；②确认预防性、诊断性和修复性口腔治疗在整个妊娠期间都是安全的，并且对改善和维持母亲及其孩子的口腔健康有效。美国加利福尼亚牙科协会、美国妇产科医师学会和麻省公共卫生署也发布了关于妊娠期口腔诊疗循证指南。这些指南纳入了新证据并更新了参考文献，强调了妊娠不能作为推迟常规口腔保健或口腔疾病治疗的原因，进一步明确了与孕期不治疗相比，预防、诊断和治疗口腔疾病（包括诊断性 X 线检查和局部麻醉）对孕妇是非常有益的。

妊娠期的口腔治疗应慎重，治疗前应询问有无内科疾病、平时的营养状况。在妊娠期，进行必要的口腔检查（包括 X 线检查）都是安全的，但检查前应仔细评估患者的生理和心理状态谨慎执行。治疗尽量安排在安全期内施行，要严格控制菌斑，最大限度地降低局部炎症。整个孕期都应保持良好的口腔卫生，预防性口腔维护应尽早实施。妊娠期治疗的风险主要来自治疗过程中的疼痛、恐惧等不适感以及患者合并其他全身系统性疾病，应给予充分重视。如果检查发现需要牙周基础治疗（龈上洁治和龈下刮治）者，通常在妊娠4～6个月时进行。但妊娠期女性由于自身激素水平、生活和卫生习惯的变化，其口腔健康状况往往较妊娠前差，从而容易引起一系列的口腔问题，尤其是牙周炎或原有炎症的加重。妊娠期女性牙周炎症与早产和流产等不良妊娠结局密切相关，因此按照优生优育的原则，妊娠期女性的口腔卫生保健日益受到人们的关注。

1. 龋病

在妊娠早期龋病的预防方面，主要为妊娠的呕吐和恶心等早孕反应，尤其当牙刷这种"异物"进入口腔，更会诱发准妈妈的不适，导致很多准妈妈不愿意或不认真刷牙，这种情况下，刷牙自然就成为一个难题。但是，在孕期，这种口腔组织敏感度比较高的特殊时期，绝不能因为刷牙时的不适而忽略口腔健康的维护。孕早期，如果刷牙会诱发呕吐，可以在每餐后先用温水漱口，及时清除食物残渣，保持口腔的基本清洁；然后选择早孕反应不严重时再刷牙。如果经常有恶心呕吐现象，最好等呕吐完后1h 左右再刷牙，因为呕吐时胃里的酸性物质会侵蚀牙齿，过早刷牙会加重牙齿的损伤。呕吐后可用 2% 的小苏打水漱口，抑制口腔细菌的生长繁殖，中和酸性物质，保持口内的碱性环境以减少对牙齿的损害。另外，为了在呕吐后清洁一下口腔，可以在牙齿上用手抹一些含氟牙膏，然后用清水漱口冲掉。对于完全不能耐受刷牙的孕妈妈，吃饭后可以用牙签把牙齿逐个清洁干净。另外，孕期应选择刷头更小、刷毛软的牙刷，以适应孕期准妈妈口腔内的生理变化，便于清洁牙齿而不损伤牙龈。此外，妊娠期的龋病治疗，应在孕妇身体状况相对稳定的情况下进行充填治疗，在治疗过程中避免疼痛带给孕妇的恐惧和不适。

2. 牙龈炎、牙周病

女性牙周病患者的临床表现和诊治原则与男性患者相同，但女性处在不同生理周期和不同年龄阶段应对治疗进行适当调整。规范的牙周基础治疗有助于减少妊娠期牙周炎患者不良妊娠结局的可能性，同时牙周治疗对于妊娠期女性是安全的，并且可以有效改善其牙周状况。孕期可能由于激素水平上升影响到牙周组织的稳定，出现暂时性的牙齿松动，分娩后随着机体激素水平的恢复会逐渐缓解。

3. 牙龈瘤

国内有专家将瘤体结扎阻断和减缓瘤体的血液供给，使瘤体缩小后再采用口腔微电刀切除，也有专家主张术前用基于西帕依固龈液的牙周基础治疗临床效果更好，复发率低，安全性好。

4. 智齿冠周炎

智齿冠周炎除了常规的过氧化氢溶液、生理盐水盲袋冲洗，国内有专家采用传统中医治疗，对面部进行中药外敷结合中药含漱的方法治疗也取得了一定临床疗效。患者应尽量避免孕期拔牙，如果需要应选择在妊娠中期进行。

5. 口腔急症的处理

口腔急症包括急性牙髓炎、急性根尖周炎、急性牙周炎、颌面部创伤，有专家提出处理妊娠期口腔急症应遵循无菌、无痛、无伤害的微创理念，让患者掌握治疗的节奏，最大限度地减少治疗的痛苦，减少孕妇口腔疾病对胎儿发育的影响。首选物理性治疗，如急性牙周炎和智齿冠周炎采用生理盐水加过氧化氢溶液局部冲洗；急性牙髓炎和根尖周炎无痛麻醉下开髓拔髓引流；急性蜂窝织炎脓肿无痛麻醉下穿刺引流。对妊娠期口腔颌面多间隙感染进行早诊断，早期感染切开引流，使用抗生素进行治疗。

三、妊娠期女性口腔治疗规范与安全保证

（一）妊娠期女性口腔治疗规范

1. 治疗计划的制订

妊娠期女性是处于特殊生理状态（妊娠）下的正常人，不是患者，治疗计划应符合一般的诊疗常规，只是能够择期且创伤较大的治疗可以选择择期。如龋齿应该充填，牙髓炎应该根管治疗，牙龈炎、牙周炎应该洁治和刮治，预计可能反复肿胀且难度不大的智齿应该拔除。根尖手术、牙周手术和复杂智齿可在综合评估治疗需要和手术难度后制订治疗计划。

2. X 线检查

根据放射剂量大小及对胎儿影响的调查结果，根尖片的检查对于全孕程的胎儿都是安全的，曲面断层检查虽然剂量远大于根尖片，但也是安全的。如需进行 CT 检查，应请放射科医生计算胎儿所受剂量。总之，必要时可进行诊断性放射检查，但造影检查和治疗性放射线使用应尽量避免，

同时要严格做好颈部与腹部防护。

3. 局部麻醉及药物

妊娠期女性使用的局部麻醉药物中，最安全的是利多卡因（包括加入肾上腺素的利多卡因），但当治疗本身对镇痛要求较高或者利多卡因麻醉效果不好时，阿替卡因和甲哌卡因也可使用。在可能引发疼痛的口腔治疗中，对妊娠期女性进行局部麻醉是必要且安全的。

4. 镇痛药物与抗生素应用

如果病情需要，应及时应用抗生素和止痛药物，抗生素应尽量选择 B 类药物，如青霉素、头孢菌素，镇痛药物可选择对乙酰氨基酚等。禁止全身和局部应用四环素类药物。

5. 镇静措施采用

如妊娠期女性非常紧张，可采取镇静措施，30% 以下的氧化亚氮（"笑气"）镇静相对安全；如需采用静脉镇静或全身麻醉，应咨询产科、麻醉科等专业人员。

（二）妊娠期女性口腔治疗中遇到的问题

1. 口腔医生对妊娠期女性的口腔治疗存在畏难情绪

①部分医生不了解相关知识，无法准确评估治疗的收益和损害；②妊娠期女性治疗的依从性不好，妊娠期女性本人及家属往往对是否接受治疗意见不统一；③目前国内无相关治疗指南，一旦出现医疗纠纷难以处理。

2. 部分医生对既往教科书有关妊娠期女性口腔治疗部分存在误解

很多医生认为，妊娠期女性的口腔治疗应尽量在孕中期即妊娠 4～6 个月时进行，孕早期和孕晚期应尽量避免；治疗应尽量只做急诊处理，常规治疗应在产后进行。我们经过仔细梳理目前主流的口腔专业教科书，发现上述理解并无依据。

3. 产科等专业医生对妊娠期女性接受口腔治疗存在顾虑

这主要是由于产科医生对口腔治疗的过程不了解，往往认为口腔治疗非常疼痛，会让产妇感到非常紧张，也有些医务人员误认为牙病不治也不会恶化。

4. 患者及家属不愿接受口腔治疗

受一些错误的传统观念的影响，很多妊娠期女性及家属认为孕期接受口腔治疗会危害胎儿，可能造成流产或早产。这些观念往往导致治疗被延误，引发更为严重的后果。

（三）保证治疗安全性的核心

根据文献作者长期与产科医生合作交流的经验，产科医生主要顾虑的是口腔治疗产生的疼痛和对妊娠期女性的刺激，对于放射线检查、局部麻醉和治疗内容在产科医生看来都是十分安全和必要的。因此，保证治疗安全性的核心就是保证妊娠期女性治疗的无痛和尽量减少刺激。有以下几个要点：①充分重视无痛操作对于妊娠期女性口腔治疗的重要性，包括注射的无痛、局部麻醉效果的保证等；②尽量保证妊娠期女性口腔治疗的舒适度，如控制单次治疗时长，合理把控治疗内容，避免出现卧位低血压综合征等；③规范妊娠期女性诊疗流程，增加医生治疗信心；④将口腔健康管理纳入到包括备孕期在内的全孕期健康管理中去，建立口腔医生与产科医生的合作诊疗团队或转诊会诊通道，有效应对复杂口腔治疗或合并孕期全身疾病的情况；⑤加大科普及宣传力度，加强患者教育，提高患者依从性，减少医患纠纷。

四、妊娠期女性口腔保健内容与注意事项

（一）妊娠期女性的口腔保健

口腔保健已成为孕妈妈们越来越关注的话题，因为她们知道，妊娠之后进行牙齿的治疗需要非常小心，很多时候得忍着嘴里的不舒服挨到宝宝出生。这种痛苦感觉相信所有人都不想要。为了不经历这种牙痛，孕妈妈需要注意哪些方面呢？

妊娠期间，由于妊娠反应、身体不适或行动不便等原因，一些女性常常放弃刷牙或减少刷牙的次数和时间，这可能会导致原有的口腔疾病加重。因此，有学者提出：①坚持早晚刷牙、饭后漱口。刷牙是以清除牙菌斑为目的，同时因口腔组织的敏感性较未妊娠期高，可以选择小头软毛的

牙刷，使用温水刷牙，同时选择口味比较清淡的含氟牙膏，避免刷牙时引发恶心呕吐及龋病。任何时候，发生呕吐后要用温水漱口，如能用苏打水漱口更佳，避免呕吐后立即刷牙。②定期使用牙线清洁邻面牙菌斑。尤其是妊娠时刷牙后易恶心和呕吐的孕妇，可以用牙线帮助清洁后牙或者辅助用漱口水。③饮食方面主要是均衡饮食，合理营养。针对口腔健康，适当补充钙和维生素 D 对牙齿的发育很重要，但要注意在摄入食物后的口腔清洁工作。

妊娠期口腔保健的目的：①减少妊娠期龋病、牙周病的发生；②阻止已有口腔疾病的进一步发展；③增加妊娠期女性的口腔保健知识，增强口腔保健意识，提高自我的口腔保健能力；④减少口腔内致龋微生物的数量，降低母婴传播的危险性。

（二）妊娠期女性口腔保健注意事项

1. 提供口腔健康知识

女性一旦确诊妊娠便迫切关注自身和胎儿的健康，对相关的口腔保健内容会更加关注、更感兴趣。口腔健康教育应针对妊娠女性易发生的口腔健康问题，重点强调牙周病与妊娠不良结局的关系。此外，还应接受有关婴幼儿喂养方式和哺乳姿势、婴幼儿口腔清洁方法、营养与口腔健康等相关知识的学习。了解胎儿牙发育、乳牙生长发育、萌出时间、萌出时可能遇到的问题及婴幼儿早期龋危害等常识。常用的方法有：医师面对面的健康教育和咨询、参加医院或社区开设的孕妇讲座、图书阅览、观看口腔健康教育宣传片和口腔健康知识手册等。

2. 加强口腔健康维护

妊娠可使孕妇身体不适或行动不便等，会放松对自身的口腔健康维护，常常放弃刷牙和减少刷牙的次数和时间，导致口腔卫生不良或原有口腔疾病的加重。孕妇应认真进行每日的口腔清洁维护。如每次进食后的漱口，早晚有效的刷牙，使用牙线清除邻面的食物残渣和菌斑。要重点做好妊娠期龈炎的防治，除认真刷牙外，必要时可在医师的指导下配合使用漱口水。

3. 注意膳食营养平衡

妊娠期合理的营养是日后儿童牙齿健康发育的基础。日常膳食应多样化、精细搭配、三餐合理，摄取足够的蛋白质、脂肪、碳水化合物、维生素及矿物质。妊娠期应适当增加鱼、禽、蛋、瘦肉、海产品和奶类的摄入，多吃豆类、虾皮、绿叶菜；摄入含铁丰富的食物，同时摄入足量的维生素 C。

4. 避免不良刺激，慎重用药

任何不良刺激都会导致胎儿生长发育异常或胎儿畸形。没有任何一种药物对胎儿发育是绝对安全的，此期最好不用或少用药物，用药也应在医师指导下使用。妊娠 12 周内是药物致畸最敏感的时期。孕妇用药的原则是，能用一种药物就避免联合用药，严格限制用药时间和药物剂量。妊娠初期防止风疹之类的病毒感染，不使用镇静催眠类药物。妊娠期嗜好烟酒将增加胎儿畸形危险，被动吸烟可使胎儿缺氧，引起胎儿发育畸形，因此要戒除不良习惯。

5. 口腔就诊时机的选择

口腔疾病可以选择在孕中期（4～6 个月）进行治疗，这是相对安全期。妊娠期要尽量避免 X 线照射，如果必须进行 X 线检查，腹部应进行必要的防护，最好避开妊娠期的前 3 个月。妊娠早期和晚期接受口腔治疗，会因为紧张和疼痛增加流产或早产的风险。妊娠期后 3 个月，胎儿的增大会影响母亲的体位，不便进行口腔治疗。

五、妊娠期女性口腔疾病的诊断与治疗指南

本文纳入的临床指南所针对的问题较为宽泛，包括了妊娠期多种口腔疾病预防、诊断和治疗的时机及安全性等多个方面的内容。介绍这些指南的主要目的是为口腔医务人员积极治疗孕妇的口腔疾病提供指导。

（一）妊娠期牙周疾病诊疗的循证指南

妊娠期急性牙髓炎、冠周炎、牙龈增生等问题常影响妊娠期女性的正常生活，在我国人们对牙周疾病的认识程度不够，许多人并不知道自己患

有牙周疾病，很多人甚至包括一些医生，都误以为牙周疾病无法治疗，致使多数患者不能得到相应的治疗。而且，在我国还存在许多孕期和分娩后有关口腔卫生和口腔健康的错误观念和陋习，很多女性在孕期及分娩后的一段时间不刷牙，龋病和牙周疾病加速进展，带来不良后果，甚至可能影响后代健康。作为医生，我们应当了解牙周疾病与妊娠不良后果的关系，认识妊娠期间容易出现的口腔疾病，从而给准备妊娠和妊娠期的女性最科学合理的指导，使口腔疾病能够得到预防和治疗。

通过多学科专家小组对相关文献的综述和共识会议，美国国家妇幼口腔卫生资源中心在 2012 年首次发布了关于妊娠期口腔健康保健的国家共识公告，并在此后根据最新临床研究证据逐年对共识进行不断的补充和更新。该共识声明为牙科专业人员提供了评估口腔健康、提供妊娠期口腔健康建议和牙科治疗的具体建议，以及可安全用于治疗妊娠期口腔疾病的药物清单（表 2-2）该国家共识再次强调口腔疾病的预防、诊断和及时治疗可以有效维持并促进孕妇的口腔健康，且在整个妊娠周期都是安全的。

（二）妊娠期其他口腔疾病的诊断和药物治疗指南

鉴于妊娠期生理的特殊性，口腔疾病治疗的时机和治疗方案的选择应当遵循专业的诊疗原则。有指南建议牙科治疗的理想时机是妊娠 14～20 周，即妊娠中期。这一建议的主要原因是孕妇在妊娠早期心理和生理都会出现重大变化，她们尚未完全适应妊娠带来的一系列改变，而且许多孕妇在最初 3 个月晨吐症状较为严重，这些都为临床治疗带来一定困难。而妊娠的后 3 个月，由于妊娠晚期胎儿较重，孕妇在牙椅上很难躺较长时间，从而增加了复杂口腔治疗的难度。这个阶段孕妇平卧也可能会导致体位性低血压，需要通过使孕妇处于半卧位和频繁改变体位来减轻症状。因此，孕中期的诊疗建议主要是出于心理及生理上舒适性的考虑，并不意味着妊娠早期和晚期应禁止进行口腔治疗。口腔疾病和感染的及时治疗对妊娠各阶段的女性都是有利的。在妊娠的任何时期，妊娠都不应成为推迟口腔急症治疗的理由，因为急性牙痛或感染可能会对孕妇及胎儿造成严重不良后果。

表 2-2 妊娠期口腔疾病治疗用药指南

类 别	镇痛类 [a]	抗生素类	麻醉类	抗菌剂类
药物	• 对乙酰氨基酚 • 对乙酰氨基酚与可待因 • 氢可酮或羟考酮 • 可待因 • 哌替啶 • 吗啡 • 阿司匹林 [b] • 布洛芬 • 萘普生	• 阿莫西林 [c] • 头孢菌素 • 克林霉素 • 甲硝唑 • 青霉素 • 环丙沙星 [d] • 克拉霉素 • 左氧氟沙星 • 莫西沙星 • 四环素 [e]	• 含肾上腺素的局麻药（如布比卡因、利多卡因、甲哌卡因）[c] • 笑 气（N_2O，30%）[f]，静脉麻醉，全身麻醉	• 氯化十六烷基吡啶漱口液 [c] • 氯己定漱口水 • 木糖醇

a. 可在怀孕期间使用非阿片类药物缓解口腔疼痛。如果使用了阿片类药物，应在最短的时间内（通常少于 3 天）开出最低剂量。为降低依赖性风险，应避免重复开药

b. 在怀孕期间可短期使用（48～72h），但避免在妊娠最初 3 个月和最后 3 个月使用。美国妇产科医师学会临床指南（2020 年版）建议妊娠子痫高危人群从妊娠 12～16 周开始口服小剂量阿司匹林至妊娠 34～36 周

c. 可在怀孕期间使用

d. 避免在怀孕期间使用

e. 禁止在怀孕期间使用

f. 使用前向产前保健专业人士咨询

妊娠中期（3～6 个月）是妊娠期相对稳定的时段，治疗风险相对较低，妊娠期龈炎、牙周炎患者可在妊娠中期进行牙周基础治疗，清除积聚的牙周结石和菌斑；对无症状的妊娠性龈瘤患者建议以观察为主，若出现破裂出血、干扰咀嚼或者分娩后不消退，则考虑手术切除；妊娠期龋病治疗时应避免因剧烈牙痛诱发流产和早产；第三磨牙冠周炎建议在妊娠期采用冠周冲洗，必要时辅助抗菌药物控制感染，待妊娠结束后择期拔除，特殊情况下可在孕期 4～6 个月期间在严密监护下进行拔除。若急性症状发生在孕早期（1～3 个月）或孕晚期（6 个月至分娩），建议结合孕妇的全身情况，及时采取急性症状的处理方案，例如脓肿切开等。

　　此外，有学者通过循证研究的方法提出在整个妊娠期间进行包括口腔疾病预防、诊断和治疗在内的口腔保健措施都是安全的。特别指出对孕妇进行必要的诊断性 X 线检查和含肾上腺素的局部麻醉药的应用都是安全的。在妊娠期间对有症状的牙体、牙髓和牙周疾病等可安全地进行相应的充填修复、根管治疗、拔牙、牙周洁治、刮治、根面平整等治疗。没有任何证据表明在妊娠期的任何阶段进行必要的口腔 X 线检查、拔牙和根管治疗会对胎儿或妊娠结局产生不良影响。相反，有多个系统综述表明未经治疗的口腔感染可能与不良妊娠结局有明确的相关性。

　　在妊娠期间的任何时候都可以安全地提供口腔疾病的必要治疗。

　　妊娠期口腔诊疗临床指南在其目的、适用人群、参与人员、指南使用者和清晰性等项目的质量得分较高。这些指南为口腔专业人员提供了明确的指导，便于口腔科医生为孕妇提供及时、有效的口腔治疗。如前所述，因缺少随机对照临床试验而导致现有证据质量不足，因而指南的严谨性领域得分较低。但这些指南的科学基础是坚实的，因为它们反映了在该患者群体中能够收集到的最佳证据。与针对儿科和牙周病患者的专业指南相比，综合性指南提供了一系列的实践建议，并辅以多种工具以促进指南的应用，包括宣传册、转诊表格及网上资源库等，这明显提高了这些指南在应用性领域的得分。

　　在口腔诊疗过程中，不可避免地需要使用药物治疗，为了制订有效合理的个体化用药方案，临床医师必须熟悉妊娠期药物动力学特点，应遵循下述原则。①妊娠早期尽量不用药，中晚期避免使用影响牙齿发育的药物。②根据药物对胎儿影响程度的不同，优选胎盘屏障通过率低的药物，能单独用药时避免联合用药，最好不用复合制剂，以免增加不良反应。③尽量选择分级相对安全、临床证据充分的药物，因新药临床应用时间短，缺乏对胎儿安全性的可靠依据。④根据妊娠期药物动力学变化特点，尽量小剂量、短疗程用药，必要时进行血药浓度监测。⑤妊娠用药参考目前美国 FDA 的药物分类标准，当孕妇病情确需使用对胎儿有影响的药物时，应充分权衡利弊，根据病情随时调整用量，及时停药。如妊娠期误服致畸或可能致畸的药物后，应根据妊娠时间、用药量等综合考虑是否终止妊娠。美国儿童牙科学会（American Academy of Pediatric Dentistry，AAPD）针对妊娠期患有口腔疾病的女性，就部分常用药物制订了用药指南（表 2-3）。

AAPD 制订的用药指南为口腔医生临床用药的选择提供了参考依据，但并不十分完善，现就与口腔治疗密切相关的其他药物作一简要补充说明。孕妇对口腔治疗的恐惧常导致血压升高、心率加快，从而影响胎儿的稳定。研究表明，短时间使用笑气（NO_2）并不产生毒害或者致畸作用，当应用行为管理等策略无法控制其恐惧心理时可以使用笑气达到镇静目的；局部麻醉效果不佳时也可使用 30% 笑气提高效果。但应注意过量的笑气可能影响细胞分裂，且妊娠期女性达到最低肺泡有效浓度所需的量较常人低，因此，运用笑气时应与妇产科医生合作，对孕妇的血氧、血压及呼吸状况进行严格的管控，及时清除其体内残余的笑气（NO_2），保障孕妇安全。口服镇静药物咪达唑仑和三唑仑不能用于孕妇，因其能增加胎儿畸形的危险。

硝基咪唑类抗菌药物如甲硝唑是口腔治疗的常用药物，属 B 类药物。在动物实验中发现腹腔给药对胎畜具有毒性，而口服给药并无毒性；临床资料显示早期妊娠应用甲硝唑并未增加胎儿的致畸率。但在国内药品说明书中，所有的硝基咪唑类药都标示为孕妇禁用。Burtin 等通过分析指出，甲硝唑并不增加胎儿致畸风险，但是在孕早期（12 周内）建议慎用。头孢类抗生素、解热镇痛抗炎首选药物对乙酰氨基酚都不会通过胎盘输送到胎儿体内，排泄速度快，安全性相对较高，而布洛芬则因在孕晚期使用可能造成胎儿动脉导管早闭被列入高风险药物；但也有研究称过量的对乙酰氨基酚会对胎儿的神经发育产生不良影响，与孕期何时暴露无关。对母体和胎儿均有毒性作用者，如氨基糖苷类、磺胺类等，妊娠期避免应用，确有应用指征时，需在有血药浓度监测条件下使用，以保证用药安全有效；妊娠期可适量补充维生素，但过量使用则会影响胎儿发育，如维生素 D 过量可致新生儿智力低下；维生素 E 过量会使胎儿大脑发育异常等。

局部麻醉药普鲁卡因、丁卡因、苯佐卡因均为 C 类药物，使用时需

表 2-3 妊娠期妇女口腔疾病药物使用指南

	药　物	FDA分级	禁忌 / 注意事项
解热镇痛抗炎类药物	阿司匹林	C	短期使用；避免在孕早、晚期使用
	对乙酰氨基酚	B	解热镇痛首选
	布洛芬	B	避免在孕早、晚期使用；使用时间不能超过48h
	萘普生	B	避免在孕早、晚期使用；使用时间不能超过48h
	可待因	C	避免孕晚期使用（致胎儿动脉导管未闭）
	吗啡	B/D	长期服用的人群导致婴儿出现戒断症状；对于长期服用人群药物分类 D 类
	哌替啶	B/D	对于长期服用人群药物分类 D 类
抗菌药物	青霉素	B	无限制
	阿莫西林	B	无限制
	头孢菌素	B	无限制
	克林霉素	B	暂无
	红霉素	B	依托红霉素因对母体有肝毒性而禁止使用
	四环素	D	孕期禁止服用，孕后 25 周服用将导致牙齿着色严重甚至影响骨质沉积
	克拉霉素	待定	若不能证明暴露因素无风险，可作为供选择的抗生素
	喹诺酮类	C	孕期禁用，动物学实验表明影响软骨形成
局部麻醉类	利多卡因	B	无限制
其他	氯己定	C	未评估其是否对孕妇有不良影响
	木糖醇	暂无	没有证据证明其对孕妇有不良影响

谨慎。但是由于局部麻醉应用的药物剂量较小，且大部分药物能够在麻醉区域被分解，不会通过胎盘传输到胎儿体内，因此不必存有过多顾虑。口腔麻醉最常使用利多卡因，在正常使用剂量范围内不会导致胎儿畸形。添加在局麻药中用于减少术中出血；延长麻醉时间的肾上腺素被列为 C 类，但一般认为 2% 利多卡因＋肾上腺素在妊娠期应用相对安全。

激素类药物除泼尼松为 B 类外，氢化可的松、地塞米松、倍他米松等均为 C 类。大剂量使用此类药物将增加畸形发生的风险，如早产儿、低出生体重和颌面部畸形等，但当发生严重哮喘等威胁母体生命的疾病时，需权衡利弊使用。其他激素类药物如缩宫素、雌激素被列为 X 类，禁止妊娠期使用。

六、妊娠期女性口腔健康展望与规划

在一些口腔健康概念模型中提出了三个重要的领域，包括个人特征与健康行为，如人口统计学、社会经济地位与健康实践、医疗保健利用，以及更广泛的社会背景和环境，如卫生保健系统。

1. 加强动态监测，科学评估口腔健康状况

(1) 加强口腔疾病防治信息的收集、分析、利用，将口腔健康流行病学的核心指标纳入中国居民健康指标的常规监测体系，及时掌握居民口腔健康基本状况，并开展口腔健康与全身健康关系的研究。

(2) 将全国口腔健康流行病学调查制度化，每 10 年开展一次，动态监测我国居民口腔疾病发病及分布特征、变化趋势，为制订我国口腔疾病防控规划、具体措施、调整防治策略以及评价规划的实施效果提供科学依据。

(3) 加强全民口腔健康教育，提高居民口腔健康素养。以 9·20 "全国爱牙日" 为契机，将口腔健康教育集中宣传与日常宣传相结合，积极开展口腔健康教育与口腔健康促进活动。建立健全口腔健康教育体系，充分发挥口腔专业人员的积极性和技术指导作用，充分利用口腔专业机构、学术团体、社会组织的优势并争取企业界的支持，积极开展覆盖全人群，贯穿全生命周期的口腔健康教育，提高我国全民口腔健康意识，普及口腔保健知识。广泛开展和推进规范化、科学化的口腔健康科学普及工作，大力推广科学刷牙、使用含氟牙膏刷牙、饭后漱口等口腔保健常识，引导人民群众树立正确的口腔健康观念，养成科学的口腔健康行为。

2. 统筹多方资源，建立健全口腔健康服务保障体系

加大对口腔健康工作的投入，逐步建立政府、社会和个人多元化资金筹措机制，对农村和贫困地区加大保障支持力度。完善现有的居民医疗保险和社会保障制度，满足人们基本的口腔保健需求，将龋病、牙髓病和牙周病等重点口腔疾病的防治，尤其是针对儿童口腔疾病的预防措施纳入国家基本疗保险中。

3. 加强对民众急救医疗知识的宣传教育，同时发挥媒体的正能量

普通民众医疗知识的缺乏以及对医务人员极高的医疗期望，以至于神化了医务人员。加强急救医疗知识的宣传教育不但可以让普通民众掌握一定的自我救护能力，还能增加他们对医务人员的了解。此外，媒体舆论能够同情患者却时常难以理解医务人员，其立场多数向患者倾斜，常常缺乏积极的正面报道，反而过度渲染医院的阴暗面，这对患者造成误导。如果在治疗过程有不解问题没有与医务人员及时沟通，时常容易导致冲突的发生。所以应该监督媒体进行正面宣传，不偏不倚，公平公正地报道新闻，发挥舆论导向的正能量，促进医患之间的相互理解、相互尊重、相互信任。

参 考 文 献

[1] 陆艳杰 . 分析孕期口腔保健方法对牙龈炎的预防价值 [J]. 临床医药文献电子杂志 , 2019.

[2] 陈谦明 . 口腔黏膜病学 [M]. 5 版 . 北京：人民卫生出版社 , 2018.

[3] 刘淑华，刘芳，廉晓莉，等 . 延续性妇幼口腔健康管理模式分析 [J]. 中国妇幼保健，2018.

[4] 冯希平 . 口腔预防医学 [M]. 7 版 . 北京：人民卫生出版社 , 2020.

[5] 王津惠，李金春，苏明月，等 . 微创理念在妊娠期孕妇口腔急症治疗中的作用探讨 [J]. 创伤与急诊电子杂志 , 2015, 3(4):3.

[6] 陈琛，程敏，刘彤，等 . 妊娠期口腔疾病与治疗用药指导 [J]. 中国妇幼保健 , 2011, 26(17):3.

[7] 李宏宇，周雅川，周学东，等 . 妊娠期药物动力学及口腔感染性疾病的安全用药 [J]. 华西口腔医学杂志 , 2018, 36(3):6.

[8] 易洁梅，曾毅，谢伟乾，等 . 妊娠妇女用药安全性研究进展 [J]. 实用药物与临床，2008，11(4): 249–250.

[9] 戴钟英 . 妊娠期用药的基本原则 [J]. 实用妇产科杂志，2007, 23(10): 581–582

[10] 杨勇，陈诚，刘心霞 . 妊娠期药物在母体和胎儿的药动学特点与用药安全 [J]. 医药导报，2017, 36(9): 951–955

[11] Foundation CDA. Oral health during pregnancy and early childhood: evidence-based guidelines for health professionals[J]. J California Dent Assoc, 2010, 38(6):391–403, 405–440.

[12] Trønnes JN, Lupattelli A, Nordeng H. Safety profile of medication used during pregnancy: results of a multinational European study[J]. Pharmacoepidemiol Drug Saf, 2017, 26 (7):802–811.

[13] Burtin P, Taddio A, Ariburnu O, et al. Safety of metronidazole in pregnancy: a meta-analysis[J]. Am J Obstet Gynecol, 1995, 172(2 Pt 1): 525–529.

[14] 欧阳翔英，荣文笙 . 孕期前后的口腔健康 [J]. 中华全科医师杂志，2011, 10(4):3.

[15] JIANHANG BAO, XINYAN HUANG, LIN WANG, 等 . 孕期口腔诊疗临床实践指南的系统评价和总结建议 [J]. 中国口腔医学继续教育杂志，2022, 25(2):11.

[16] 万阔 . 妊娠期女性口腔治疗规范与安全保证 [J]. 中国实用口腔科杂志，2018, 11(2):2.

[17] Russell S L, Mayberry L J. Pregnancy and oral health: a review and recommendations to reduce gaps in practice and research. MCN[J]. The American journal of maternal child nursing, 2008, 33(1):32–37.

[18] Varshney S, Gautam A. Poor periodontal health as a risk factor for development of pre-eclampsia in pregnant women. Journal of Indian Society of Periodontology, 2014, 18(3):321–325.

[19] Hughes D. Oral health during pregnancy and early childhood: barriers to care and how to address them. Journal of the California Dental Association, 2010, 38(9):655–660.

[20] California Dental Association Foundation, American College of Obstetricians. Oral health during pregnancy and early childhood: evidence-based guidelines for health professionals[J]. J Calif Dent Assoc, 2010, 38(6):391–403, 405–440.

[21] 荣文笙 . 孕妇婴幼儿口腔健康指导 [M]. 北京：人民卫生出版社，2011.

[22] 侯樱子 . 孕妇口腔保健直接关系宝宝健康 [J]. 江苏卫生保健，2020.

[23] 廖永春 . 孕妇口腔保健注意事项 [J]. 东方药膳，2019.

第3章 婴幼儿口腔健康管理

婴幼儿处于生长发育和乳牙萌出的高峰，体格生长速度较快，神经系统逐渐发育。乳牙在4—12月龄开始萌出，2岁半至3岁完全萌出，恒牙胚硬组织开始逐步形成和钙化。

乳牙特殊的理化性质、家长或监护人不正确的喂养及婴幼儿的不良习惯，均可能导致一些口腔疾病的发生，这些疾病不仅影响婴幼儿的咀嚼、发音等生理功能，还影响恒牙萌出，损伤口腔黏膜软组织，影响营养摄入，引起机体其他组织病灶感染，甚至会对婴幼儿心理健康造成一定的影响。因此，在乳牙萌出至乳牙列完全形成这一时期，针对婴幼儿常见口腔疾病发生的病因、机制及发生发展，利用各种方法进行牙颌面健康生长发育的早期管理，可早期识别和去除婴幼儿常见口腔疾病的危险因素，进行早期干预治疗，使牙殆、颜面沿着正常轨迹生长发育，最终达到颅颌面的功能完善与美观协调。

一、婴幼儿口腔疾病的社区管理

社区是由社会群体形成的相互关联的社会生活共同体，是健康教育的重要场所。以社区为单位，有组织、有计划针对社区人群开展健康教育和健康教育活动，发动和引导社区居民树立健康意识，是居民养成良好的卫生行为和生活方式，提高个体、家庭和社区的自我保健能力和群体健康水平的有效方式。

对于婴幼儿，社区是生活的基本环境，也是启蒙教育的场所。我国近年来对婴幼儿口腔疾病的相关因素和疾病的早期干预多有研究，得出口腔健康早期干预是一项重要措施。与发达国家相比，社会大众对婴幼儿口腔保健认知程度不高，甚至一些非口腔专业的其他领域医护人员对儿童口腔相关疾病的预防、健康习惯的养成、儿童口腔患病后病情进展对相关生长发育的影响既缺乏概念也不够重视。由于社区独特的社会属性，实施口腔健康的社区管理是十分有必要的，通过定期开展口腔卫生检查及卫生健康宣教，可以让居民、家长、儿童懂得如何早期预防口腔疾病、建立科学的饮食习惯、树立口腔卫生保健意识、矫正不良习惯、早期预防错殆畸形等，对督促定期儿童口腔健康体检，维护儿童的口腔健康等具有不可替代的作用。

在社区开展以家庭为单位的婴幼儿口腔健康管理，促进家庭成员的口腔保健情况潜移默化互相影响，有利于健康口腔的建设。社区开展婴幼儿口腔健康管理要以健康教育为重点，通过举办针对性宣讲会或者相关知识讲座来增加婴幼儿家属的预防意识，积极推动口腔保健的普及。主要工作内容包括以下几个方面。

（一）喂养方式及喂养姿势的教育

世界卫生组织（WHO）推荐的婴幼儿最佳喂养方式为从出生6月龄的纯母乳喂养，此后继续母乳喂养至2岁或2岁以上，同时自婴儿6月龄开始，及时、适量、合理且安全地添加辅食和进行辅食营养补充，以满足婴幼儿的营养需求。但当母亲由于各种原因无法母乳喂养时，可以采用配方奶喂养。

母乳喂养时母亲需注意清洗乳头，保持乳头清洁卫生；如为人工喂养，最好使用扁形奶嘴使其与口唇外形吻合，奶头孔不宜过大或过小，喂养使用的奶瓶等器具应注意消毒，消毒后24h内未使用的奶瓶应重新消毒。

乳牙萌出前，母亲应使用正确喂养姿势（图3-1），喂奶不能偏于一侧，奶瓶不紧压上下颌。避免他人和婴儿的唾液交叉感染致龋菌，如亲吻、直接喂食、共用餐具等。母乳或奶瓶喂养后，须冲洗口腔内的残留食物，或由家长将消毒棉花、湿纱布套在手指上擦拭舌头及牙龈处的奶渣，防止口腔细菌的滋生，降低龋病的发生。

进入萌牙期后，随着婴儿月龄增加，母乳喂养应从按需喂养模式到规律喂养模式递进，喂奶次数开始时1~2h一次，之后2~3h一次，逐渐延长至3h左右一次，3月龄后夜间睡眠逐渐延长，可以省去一次夜奶，哺乳次数每天应不少于8次，6月龄后随着辅食添加，哺乳次数可逐渐减少。

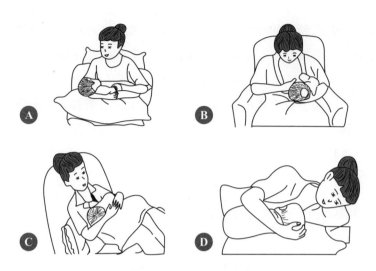

▲ 图 3-1　正确的哺乳姿势

A. 摇篮式：妈妈取坐位，将宝宝放在枕头上，用臂弯支持宝宝的头部和背部，使宝宝斜卧在妈妈怀里吸乳；B. 橄榄球式：妈妈取坐位，妈妈乳房同侧手托住宝宝头颈部，肘部夹着宝宝身体，另一只手托住乳房；C. 斜倚式：如果是新生儿，妈妈应托着宝宝的头、肩膀及臀部；D. 侧躺式：妈妈取侧卧位，将卧侧的胳膊放在枕头下，另一侧手臂扶住宝宝

避免养成含乳头或奶嘴入睡的习惯，并减少夜间喂养次数，以防因喂夜奶无法进行口腔清洁而产生从乳前牙开始的喂养龋。选择适当时间、正确姿势哺乳有利于降低后牙反殆、前牙开殆、远中错殆的风险。

（二）婴幼儿饮食的科普教育

1. 控制糖的摄入

糖是婴幼儿龋的主要致病因素，进食含糖食品次数越多，越容易导致牙齿脱矿，引发龋病。建议游离糖摄入量降至摄入总能量的 10% 以下。婴幼儿应尽量减少每天进食含糖食品的总量和次数，避免在两餐之间进食含糖食品，不喝碳酸饮料。建议 1 岁以内婴幼儿不喝果汁（100% 纯果汁或果汁饮料），1—3 岁幼儿每天喝果汁的量限制在 120ml 以内。

2. 增加富含纤维质的食物

婴幼儿乳牙萌出后，具有一定的咀嚼能力、吞咽能力，可适当增加谷薯类食物、蔬菜和水果的摄入，食物质地可从泥状逐渐过渡到碎块状，如从蔬菜、果泥到软的碎块状水果和蔬菜，可给 8 月龄婴儿提供一定的手抓食物，如手指面包、蒸熟的蔬菜棒等。多数幼儿 1 岁后乳磨牙开始萌出，咀嚼能力明显提高，此阶段可使幼儿尝试各种较大块的家常食物，如各种肉块、果干或大块蔬菜等，以锻炼幼儿的咀嚼和吞咽能力，促进牙面自洁和刺激颌骨发育。但此时幼儿牙齿、咀嚼和吞咽能力尚在发育过程中，食物的质地要比成人的食物松软一些，质地太硬的食物可能会引起咀嚼、吞咽困难。

（三）婴幼儿口腔清洁的指导

婴儿从出生后家长应开始为其清洁口腔，清洁前家长或监护人需认真洗手，每日早晚用手指缠绕清洁纱布或戴乳胶指套擦洗婴儿牙龈、腭部，清除食物残渣和按摩牙床，有助于家长及时发现婴儿口腔中的新情况。母乳或奶瓶喂养后，应用少量温开水清洁口腔。

乳牙萌出后，家长就必须为婴幼儿刷牙。家长可用纱布、指套牙刷（图 3-2）或儿童牙刷为婴幼儿刷牙，以机械清洁为主，每日早晚蘸清洁水轻擦（刷）洗牙面。当乳磨牙萌出后，家长可使用儿童牙刷清洁婴幼儿上下颌牙齿所有牙面，特别是接近牙龈缘的部位。乳牙萌出建立邻接关系后，家长就需要开始使用牙线清理婴幼儿牙齿邻面。建议每天至少使用一次牙线。

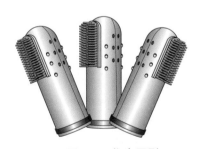

▲ 图 3-2 指套牙刷

根据婴幼儿第一次口腔检查时牙医对其口腔健康状况及患龋风险的评估，可以配合使用不含氟牙膏或含氟牙膏，含氟牙膏用量为一薄层或不超过半个米粒大小。

给婴幼儿进行口腔清洁可以采用膝盖对膝盖（knee-to-knee）的体位，即儿童躺在看护者腿上，另一名家长膝盖对膝盖坐在看护者对面，握住儿童双手并用手肘固定儿童腿部。看护者用一只手指放在上颌磨牙后垫，拉开口角进行口腔清洁。刷牙方法可采用竖刷法、圆弧刷牙法等。

（四）建立儿童口腔健康档案

婴幼儿萌出第一颗乳牙后即可行第一次口腔检查，请医师帮助判断婴幼儿牙萌出及口颌面部发育情况，并评估患龋风险，建立儿童口腔健康档案，最晚不应超过 1 岁。根据婴幼儿患龋风险评估情况，建议患龋风险低的婴幼儿每 3～6 个月进行常规口腔检查，包括牙体情况、口腔黏膜及相关软组织结构、牙齿咬合、喂养习惯、口腔不良习惯等。患龋风险高者每 3 个月进行 1 次口腔检查。

早期进行的口腔检查还可使儿童适应就诊环境和口腔检查过程，避免和减少牙科恐惧症的发生，培养积极的口腔健康态度。

（五）局部用氟

6 月龄至 3 岁的婴幼儿，第 1 颗乳牙萌出后，家长可使用含氟牙膏为孩子刷牙，每天 2 次。为确保安全性和有效性，建议 0—3 岁婴幼儿使用 500～1100mg/kg 的含氟牙膏，每次使用量为米粒大小（15～20mg），刷牙后使用纱布去除口内余留牙膏。

根据龋风险评估结果，高、中龋风险幼儿每 3～6 个月，可由专业人员进行个性化的婴幼儿牙齿局部涂氟以有效预防龋病发生。

3 岁以下婴幼儿不建议使用含氟泡沫、含氟凝胶和含氟漱口水。

二、婴幼儿口腔疾病与亲子教育

2017 年全国第四次口腔健康流行病学调查结果显示，我国 3 岁年龄组的乳牙患龋率为 50.8%，乳牙龋均为 2.28，且患龋率呈逐年上升趋势。口腔卫生、生活方式、刷牙习惯、膳食、营养及饮食结构是婴幼儿口腔疾病发生的重要影响因素。幼儿口腔健康行为是有效控制口腔疾病的基础。父母的口腔健康知识和行为对幼儿口腔健康有重要的影响作用，是改善幼儿口腔健康的保障。口腔健康教育是改善儿童口腔健康行为，增进口腔保健知识最经济、最方便、最有效的措施。其中，亲子教育又是幼儿口腔健康教育的重点。由于幼儿年龄小，理解能力有限，获得口腔健康专业知识途径单一，且自身缺乏自觉性，因此需要家长的耐心指导及监督，促使幼儿从小培养良好的口腔卫生习惯。

目前，部分家长对婴幼儿口腔健康情况的关心程度不够，对婴幼儿口腔不良习惯的认知水平较低，甚至一些家长常会有这样一种错误观点，就是"乳牙迟早是要换的，有龋齿也无所谓"。家长口腔健康意识和认知的缺失使他们容易忽视婴幼儿的口腔健康问题。然而，家长作为孩子的陪伴者，孩子口腔健康的第一责任人，也是孩子获得口腔健康知识的最主要途径之一，家长的言传身教尤其重要。家长良好的口腔健康行为和认知能直接影响幼儿的口腔健康状况，因此幼儿家长应主动学习更具体、更全面的口腔健康知识，每日早晚认真刷牙，合理控制甜食的摄入，多食蔬菜水果等，以身作则引导孩子建立良好的口腔健康行为习惯。

三、亲子教育方法

（一）亲子教育的原则

1. 长期性、反复性原则

一种意识观念的形成，一种行为习惯的养成，需要历经相当长时间的反复性的教育。由于儿童理解能力有限，自控能力较差，要想增强儿童的口腔健康意识，培养良好的口腔健康行为，家长必须长期反复向幼儿传授口腔健康知识，并指导幼儿将所学到的内容运用到日常生活中去。

2. 形式多样性原则

充分利用各种教育手段，以不同活动形式将健康、语言、艺术等综合起来，诱发孩子们的兴趣，让幼儿能够积极参与、积极交流，在寓教于乐的活动中学习到爱牙护牙的知识，增强幼儿保护牙齿的意识。如家长可向幼儿播放刷牙歌，指导并监督幼儿反复练习，以更好地掌握正确的刷牙方法。

3. 浅显易懂、生动形象的原则

儿童时期由于年龄小，经验不足，对事物的认识能力有限。因此，可对儿童采用一些浅显易懂的语言，如龋齿可称为蛀牙或虫牙，并结合生动形象的图片、动画片、公益广告剧等，让孩子们能直观地理解口腔方面的知识。

4. 鼓励性原则

要想把所学到的知识运用到生活中并养成一个良好的口腔行为习惯，

家长的监督与鼓励也是必不可少的。当孩子主动做一些有利于口腔健康的行为，如少吃糖、主动刷牙等，家长可给予一定的鼓励，让孩子感到成功和快乐，从而产生自信，有利于养成好习惯。

（二）亲子教育的内容

1. 正确的刷牙方法

(1) 竖刷法：指导患儿正确采用竖刷法，即顺着牙齿生长方向垂直刷牙，能有效去除镶嵌于齿龈间的食物残渣。

(2) 圆弧刷牙法：又称 Fones 刷牙法，是国际上推广的众多刷牙方法中最适合儿童的一种。通常，父母要帮助 2—6 岁的孩子刷牙，但在持久的练习和家长不断的引导监督下，孩子也可以参照此方法自主刷牙。

选择小头软毛牙刷，建议 3 岁以上幼儿使用儿童含氟牙膏，每次使用黄豆大小即可。具体做法是先将牙刷刷头伸入左侧最后一颗牙齿的外侧间隙中，上下牙轻轻咬合，刷毛轻度接触上颌最后一颗牙的牙龈区，着重刷牙齿与牙龈交界线处。用较快较宽的圆弧动作从上颌牙龈拖拉到下颌牙龈，再从下颌牙龈到上颌牙龈依次刷到前牙区，上下前牙切端相对继续圆弧画圈刷完前牙，右侧牙外侧重复相同动作刷到前牙。清洗左上腭侧面时应让幼儿大张口，刷柄平行牙齿边缘，刷毛放置牙面反复震颤运动至尖牙，以同样的方法清洗右上内侧牙和下颌左右两边的内侧牙；刷上颌前牙区可将刷柄竖起来从左侧尖牙开始上下反复震颤依次刷到右侧尖牙，以同样的方法洗刷下颌前牙区；清洗牙齿的咬合面时应将刷毛垂直于牙齿的咬合面稍用力做前后短距离来回刷。

2. 口腔健康行为指导

(1) 饮食习惯指导：应少吃酸性刺激食物，睡前不吃零食及含糖量高的食物，同时不可多吃过于坚硬的食物。当食物残渣中糖类尤其是蔗糖含量较高时，能显著影响唾液及菌斑中的变形链球菌、放线菌和酵母菌的浓度。夜间睡眠状态下，口腔自洁功能降低，如果幼儿不刷牙或者刷牙方式不正确，导致残留于牙缝中的食物残渣繁殖大量细菌，继而发酵腐蚀牙齿，最终造成龋齿的发生。通过亲子教育，能有效改变幼儿健康行为，降低进食甜食、饮料及睡前进食的频率。

(2) 培养餐后漱口的习惯：饭后漱口能有效减少牙缝中食物残渣的残留，减少致病菌的滋生。因此应教导幼儿养成进食后漱口的良好习惯。

3. 讲解简单的口腔相关知识

可向幼儿介绍适合儿童口腔的小头、软毛牙刷，并鼓励幼儿为自己挑选，以激发幼儿认真刷牙的兴趣；也可用图片或动画的形式向幼儿介绍牙菌斑与龋齿的相关知识，使幼儿提高对保护牙齿的重视度。

四、婴幼儿颅颌面的发育与管理

颅颌面生长发育是个体的颅颌面在长、宽、高三个方向上与时间的一个四维动态变化过程。颅部在婴儿出生后至 5 岁时继续迅速生长，尤以 1—2 岁增长快速，5 岁后生长速度逐渐减慢，6 岁后颅已达到成人的90%，直至成年生长基本完成；面部从出生到 5 岁时生长最快，此后，生长速度明显减慢，直至青春期前。

1. 颅部的生长发育

颅部前后径增长主要靠颅底软骨生长。枕骨大孔以前、枕骨基部与蝶骨相连之软骨的生长，比枕骨大孔侧后部为快，以配合面部向前向下生长。颅部上下径及左右径增大主要靠颅骨骨缝的生长。出生后许多骨缝及软骨逐渐消失而融合，其次是骨的表面生长。颅部的三维向生长中，前后径比上下径及左右径增加为多。其生长发育受到颌面部一般型生长发育的影响，同时也受到脑的生长发育的影响。

当某些因素对颅底软骨结合的生长发育产生影响时，则可能使其出现早期骨化，造成颅底的生长发育不充分或停滞，由此可导致面中部或上颌的后缩而形成反𬌗。对软骨结合的生长发育造成严重的影响时，则可能出现颅部畸形，如锁骨颅骨发育不全等。

2. 面部的生长发育

出生时面部以宽度为最大，但出生后的增长量则是以高度为最大，深度次之，宽度又次之，并依据面宽度、面高度和面深度这一顺序而完成。

(1) 婴幼儿面宽度的发育：出生时面部的宽度和成人各相应部分接近，

因而其生长在最初阶段就完成了大部分。上面宽（颧弓间距）到2岁时已完成成人的70%，下面宽（下颌角间距）主要在出生后5年内形成。下面宽的增加比上面宽的增加略大。上面宽与上颌牙弓宽度之间，下面宽与下颌牙弓宽度之间并无相关关系，即窄的面孔不一定牙弓会窄，反之亦然。

(2) 婴幼儿面高度的发育，面高度是出生后生长最多的部分，男性增长大于女性。面高度与面深度一样，对颅颌面生长有较大的影响，主要靠牙萌出和牙槽生长实现。面高度到3岁时约已完成了生长量的73%。由于后面高增加大于前面高，故生长过程中下颌向前倾。

(3) 婴幼儿面深度的发育：面深度对颅颌面生长发育的影响较大，较多的错𬌗畸形都存在着前后方向畸形因素，如Ⅱ类、Ⅲ类畸形。面部深度，一般可分为面上部、面中部及面下部来观察：在幼儿3岁时，面上部已完成发育的80%，面中部为77%，面下部为69%。

3. 颌骨的生长发育

上下颌骨是面部的重要组成部分，其正常发育与颅面部的发育，包括肌群、舌、牙的发育和萌出，以及功能完善有密切关系，且是互相配合的。

4. 颅颌面发育的管理方法

家长及监护人应使婴幼儿合理膳食，确保获得足够的钙和维生素D，以促进颅面部及全身骨骼、软骨的发育；随着婴幼儿的成长，逐渐增加食谱中纤维质食物的比例，以增强其咀嚼和吞咽功能，从而促进颌骨的正常生长发育；及时察觉出幼儿的不良口腔习惯，在专业医生的指导下进行纠正和干预。

5. 婴幼儿口呼吸的管理

颅面部的生长发育受遗传因素和功能刺激的双重影响，而呼吸是口颌系统很重要的功能活动之一，其改变会引起口周肌力量的变化，肌肉与颌骨达到平衡状态，这种平衡状态影响着牙齿移动和颌骨生长。因此，呼吸方式很大程度上决定了牙齿、骨骼及软组织的位置和形态，进而影响颅颌面发育，对生长发育活跃的儿童影响更为显著。

呼吸运动是通过呼吸系统进行的机体与外界环境之间的气体交换。正常呼吸时空气由鼻腔进入肺，而当各种原因使空气不经鼻而由口腔入肺，就形成反射性口呼吸。它是指上气道完全或部分被阻塞，致使气流经由口腔、口咽腔、喉咽腔进入下气道，是生理学上机体扩大上气道的一种反射活动。人正常的呼吸方式是鼻呼吸，仅在运动、紧张焦虑、发言等特殊条件下，出现一时性的生理性口呼吸（图3-3）。

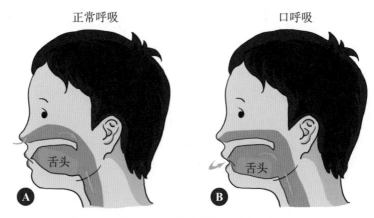

正常呼吸　　　　　　口呼吸

舌头　　　　　　　　舌头

A　　　　　　　　　B

▲ 图3-3　正常呼吸与口呼吸示意

A. 正常呼吸；B. 口呼吸

然而，当幼儿出现慢性鼻炎、鼻窦炎、鼻甲肥大、鼻中隔充血、口咽淋巴组织增大、腺样体、舌体及扁桃体肥大及鼻肿瘤等疾病时，正常的鼻腔通道部分或全部地被阻塞，只能被迫用口进行呼吸。

生长发育时期，幼儿因鼻腔疾病而形成的口呼吸习惯，将产生异常作用力系统，从而影响口颌系统，使口颌系统在异常肌力作用下发生适应性改建。长期的张口呼吸导致上下唇无法自然闭合，出现唇肌松弛、开唇露齿、唇外翻、唇厚等；气流长期不通过鼻腔，使内侧没有气流力量支撑而造成鼻腔变窄、鼻孔变小、通气功能继续减弱；与之相反，气流长期经过口腔改变了原来硬腭口鼻腔面的应力平衡，影响了正常的硬腭下降，形成高拱的腭穹隆；同时舌体位置下降，上颌后牙列颊舌侧肌力及前牙列唇舌侧肌力的平衡丧失，久之造成上牙弓狭窄，上前牙前突畸形；后牙的继续萌出则会出现开颌畸形。

同时，口呼吸可导致两种面型（图3-4和图3-5）。腺样体肥大所致的高位阻塞易造成凸面型，上气道高位阻塞导致患儿鼻气流不通畅，养成长期口呼吸习惯，从而引起患儿颞下颌关节及其周围神经肌肉组织发生适应性改建，导致下颌顺时针旋转，造成开唇露齿、腭盖高拱、上切牙唇倾、下颌后缩的骨性 Ⅱ 类错𬌗畸形；扁桃体肥大所致的低位阻塞易造成凹面型，扁桃体肥大患儿长期前伸下颌以打开口咽气道，造成前牙反𬌗、后牙反𬌗、面下 1/3 高度增加、上切牙唇倾、下切牙舌倾的骨性 Ⅲ 类错𬌗畸形。

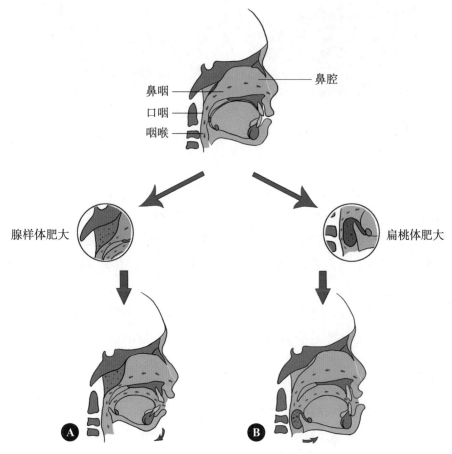

▲ 图 3-4　口呼吸导致的两种面型

A. 腺样体肥大可能导致 Ⅱ 类错𬌗畸形，并导致下颌过度倾斜和顺时针旋转；B. 扁桃体肥大可能导致下颌前突、Ⅲ 类错𬌗畸形和前牙反𬌗倾向［引自 Lin L, Zhao T, Qin D, Hua F, He H. The impact of mouth breathing on dentofacial development: A concise review[J]. Front Public Health, 2022,9(10):929165.］

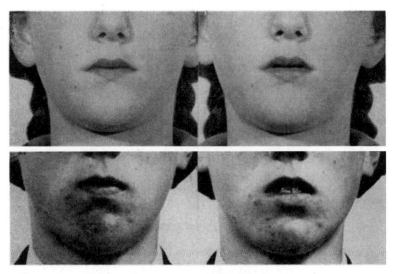

▲ 图 3-5 典型口呼吸面容

引自 E GWYNNE-EVANS. Discussion on the mouth-breather[J]. Proc R Soc Med, 1958, 51(4):279-282.

要想纠正患儿口呼吸，应先带患儿到耳鼻咽喉科就诊，解决阻塞患儿气道的疾病。在畅通气道后，部分患儿自觉由口呼吸模式转变为鼻呼吸模式，但部分患儿因神经肌肉已发生改建，故即使阻塞解除后，仍保留口呼吸模式。此时，需借助外力纠正患儿的不良习惯，常采用的方法有以下几种。

(1) 戴口罩法：睡觉时，患儿可借助戴口罩，遮挡唇部，并露出鼻孔，口罩可由薄口罩逐渐转变为厚口罩。畅通鼻腔气流的同时阻塞口咽气流，纠正口呼吸习惯。

(2) 口唇贴法：与戴口罩法原理相同，患儿睡觉时使用口唇贴固定上下唇，使口呼吸模式被动转变为鼻呼吸模式（图 3-6A）。

(3) 前庭盾法：前庭盾是一块放置于口腔前庭的矫治器，安放在牙弓唇颊侧边缘伸展至唇颊黏膜皱襞转折处，两端止于第一磨牙远中。前上侧与上切牙接触，两侧与双侧后牙相隔 2～3mm。前庭盾可封闭口腔前庭，被动使患儿改变为经鼻呼吸；同时，还可内收唇倾的上切牙，在口周肌肉的作用下有利于后段牙弓的扩大（图 3-6B）。

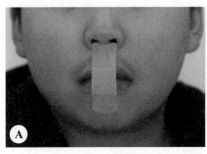 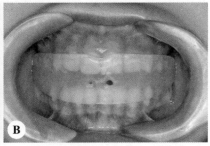

▲ 图 3-6　口唇贴（A）和前庭盾（B）

引自 Lyu L, Zhao Z, Tang Q, Zhao J, Huang H. Skeletal class II malocclusion caused by mouth breathing in a pediatric patient undergoing treatment by interceptive guidance of occlusion[J]. J Int Med Res, 2021, 49(6):3000605211021037.

（4）MRC 法：MRC 矫治器是一种新型功能矫治器。其既是肌功能训练器又是阻断性矫治器，MRC 矫治器在帮助患者建立良好的肌功能平衡后破除不良习惯，如唇、舌习惯、不良吞咽等。其材质较软，舒适性高，便于提高患者依从性；延伸的唇挡颊屏破除唇颊肌力影响，促进上牙弓横向发育，并有利于患者找到正确舌位，舌体作用于上牙弓，既保持上牙弓宽度，又避免下颌受到一个向前的力，防止下颌过度发育。

五、戒除口腔不良习惯

颌面形态与功能之间的相互作用是影响颌面部发育的重要机制，幼儿不良习惯可导致口颌系统在生长发育过程中受到异常的压力，破坏正常肌力、咬合力的平衡与协调，从而造成牙弓、牙槽骨及颌骨发育及形态异常。常见的口腔不良习惯包括吮指习惯、舌习惯、唇习惯、偏侧咀嚼习惯和咬物习惯等。尽早帮助孩子改善不良的口腔习惯对阻断畸形的发展十分必要。

1. 吮指习惯

吮指习惯是指间歇性将拇指或其他手指伸入口中，施加一定吸吮压力的行为习惯。当儿童在成长过程中对自己的行动有了一定支配能力之后，吸吮手指可以促进其大脑、手和眼睛的协调能力，并满足其对世界的好奇心。吮指习惯最开始出现在 3—4 月龄的婴儿中，会随着年龄的增长自行消失，但是如果吮指习惯继续存在并具有一定的强度，就会导致明显的错殆畸形。吮指习惯所造成的错殆畸形的类型与吮指的种类和部位、颊肌收缩的张力及吮吸时的姿势有关，其严重程度与吮吸的强度、持续时间、频率等因素有关。

吮吸拇指是最常见的口腔习惯，对儿童口腔颌面部发育有直接影响。当手指在吸吮过程中放入口腔时，牙齿和牙槽突的相对位置或多或少会被来自手指的异常外力所影响，长期吮吸拇指的习惯使口腔内部呈负压，颊部对后牙牙弓产生压力且上颌前牙受到拇指向唇侧的异常外力影响，上颌切牙会向唇侧倾斜，腭部高拱，上颌后牙牙弓狭窄，由于吮吸拇指导致嘴唇封闭功能不全，唇封闭作用被打破，最终造成前牙开殆。长期的吮指习惯对牙齿的不利影响包括前牙开殆、后牙反殆和安氏Ⅱ类错殆畸形。

一般认为，如果幼儿有长期的吮指习惯并且年龄超过 4 岁，则应当采取相应措施纠正不良吮指习惯，无论是否使用口腔矫治器，通常都会引起前牙开殆的自发纠正。消除吮指习惯，改善或至少控制增加的上下颌间垂直高度，将有利于儿童正常的口腔颌面部发育。可在被吮吸的手指上涂抹一些对身体无害的苦味剂；年龄稍大的孩子可佩戴唇挡矫治器。

随着现代社会的进步，家长对孩子的口腔颌面部发育也越发重视，因此针对吮指习惯早期预防的用品应运而生——正畸安抚奶嘴，其设计采用扁平的奶嘴，以模拟母亲的乳头解剖，保持了舌头对腭穹隆的适当压力，并获得唇部封闭，允许其生理发育，并减少与使用传统安抚奶嘴相关的副作用。这种正畸安抚奶嘴的使用可以复制肌肉收缩、舌头位置和鼻腔呼吸的模式，类似于母乳喂养时的模式，从而不会干扰面部和咬合的生长和发育。从 0—3 月龄开始使用正畸安抚奶嘴的儿童，不太可能会养成吮吸手指的习惯，正畸安抚奶嘴在减少错殆发生的同时，也降低了养成不良口腔习惯的风险。如果孩子从吮吸正畸奶嘴中获得了足够的满足感，就不会想要养成其他不良习惯。此外，由于正畸安抚奶嘴可以通过口腔的刺激来增强呼吸和吞咽间的协调性，达到防止儿童出现口呼吸。早期（0—3 月龄）使用正畸安抚奶嘴可以降低吮指习惯发生的风险。

2. 舌习惯

在混合牙列期，儿童经常会习惯性地用舌去舔舐松动乳牙和新萌恒牙，如果这些动作长期持续存在，就可能形成舔牙、吐舌、伸舌等不良舌习惯。由吮指或口呼吸等习惯造成开𬌗畸形后，也很容易继发不良吐舌习惯。

舌习惯的性质不同，所致错𬌗畸形的机制及症状也各异。患儿存在伸舌习惯时，经常将舌尖放置在上下颌前牙之间，使恒牙不能萌至𬌗平面，形成局部性的开𬌗；因为舌体的两侧薄、中间厚，因而形成前牙的梭形开颌间隙；有时舌体向前方伸展，也可使下颌向前移位，造成下颌前突畸形。舔牙习惯如表现为用舌尖舔初萌的下颌前牙，可导致下颌前牙的唇向倾斜，并出现牙列间隙，甚至形成前牙反𬌗。如果舔牙习惯同时发生在上下颌前牙区域，则会形成双牙引或双颌前突畸形。

防治不良舌习惯，可使幼儿佩戴带舌刺的上颌活动矫治器。除了吃饭及刷牙以外全日佩戴。此矫治器可防治舌前伸，使舌不能吐出，久之可纠正舌的不良习惯。

3. 唇习惯

唇习惯最常见的分为两大类：咬下唇习惯与咬上唇习惯。研究发现，唇习惯往往与个人的情绪有关，性格内向的儿童及女童的唇习惯发生率更高。

咬下唇动作习惯由于下唇位于上下前牙间，会对上颌前牙产生唇向加压，同时对下颌前牙舌向加压，易导致上前牙唇倾而下前牙舌倾，表现为Angle 第二类错𬌗、牙列间缝隙等，还会导致下唇变厚、唇裂等口腔外科问题；咬上唇动作习惯则与咬下唇动作习惯相反，这可能导致诸如 Angle第三类错𬌗畸形或上前牙舌倾等问题。

关于唇习惯的防治，可采用诱导治疗，即在下唇涂苦味剂或经常提醒患儿，但对已造成错𬌗者，效果不理想；也可以进行预防性矫治，可佩戴前庭盾矫治器，其作用是使唇与牙隔离，防止吮吸；添加唇挡丝的上颌活动矫治器或下颌唇挡矫治器可纠正咬下唇习惯。

4. 偏侧咀嚼习惯

偏侧咀嚼习惯是由于一侧后牙出现龋齿或过长时间缺失而被迫单独利用另一侧后牙进行咀嚼，久而久之形成的口腔不良习惯。发生偏侧咀嚼时，下颌骨向咀嚼侧偏斜，下颌中线也偏向咀嚼侧，由于下颌骨的偏斜，使得咀嚼侧的咬合趋于远中关系，而非咀嚼侧的咬合为中性关系或趋于近中关系。由于咀嚼侧具有正常的生理功能，故该侧的牙颌结构发育良好，且该侧的牙齿具有良好的自洁作用，而非咀嚼侧由于咀嚼功能低下，导致该侧的牙颌发育较差，牙列缺乏良好的自洁作用，常可见软化及牙石的堆积，易导致龋病和牙周病的发生；单侧咀嚼习惯会使双侧髁突表面粗糙，软骨细胞修复速度远小于损伤速度，久之易导致颞下颌关节疾病；此外，长期偏侧咀嚼也会导致面部不对称，偏侧咀嚼患者两侧颌骨生长状态不一：在咀嚼侧的颌骨拉长，颊部偏斜，而在非咀嚼侧形成反𬌗，对患儿的面部外形产生较大的影响。

保持良好的口腔卫生习惯，及时治疗龋齿和修复缺失牙，定期带孩子进行口腔检查可有效预防偏侧咀嚼的发生；若患儿已形成偏侧咀嚼习惯，必须先去除病因，如治疗龋齿，对缺失牙应予以修复或制作功能性间歇保持器。然后指导患儿加强废用侧的咬肌锻炼，加强该侧咀嚼。全口进行调磨，鼓励患儿交换使用两侧牙齿咀嚼。

5. 咬物习惯

多见啃咬铅笔或指甲。有些儿童在婴幼儿期养成了一些如咬衣角、袖口、手帕、被角、枕角及吸橡皮奶嘴等习惯。这些习惯从本质上讲与吮指习惯一样都属于特定生长发育时期的正常生理反射行为，短期存在并无不良严重影响。一般情况下，在脱离婴幼儿期后，随着大脑的发育及神经肌肉系统的成熟，这些习惯会自然消失；但如果这些习惯依然长期存在，就会成为影响口腔颌面部生长发育的不良习惯。在咬物习惯中，虽然不同患者所咬物品的种类繁多，但每个具体患者啃咬的动作往往固定在牙弓的某一部位，从而导致局部性开𬌗畸形的发生。

6. 其他不良习惯

儿童还存在偏头趴睡、单手托腮等不良姿势，由于头部的重量，下巴承受的压力是 2～4kg，所产生的侧向力可能是造成颌面部不对称畸形的原因之一。因此，家长及监护人在日常生活中应密切关注孩子的各种姿势，对长时间保持一种不良姿势的行为及时予以提醒和纠正。

参考文献

[1] Bezerra JF, Oliveira GH, Soares CD, et al. Genetic and non-genetic factors that increase the risk of non-syndromic cleft lip and/or palate development[J]. Oral Dis, 2015, 21(3): 393–399.

[2] DeRoo LA, Wilcox AJ, Lie RT, et al. Maternal alcohol binge-drinking in the first trimester and the risk of orofacial clefts in offspring: a large population-based pooling study[J]. Eur J Epidemiol, 2016, 31(10): 1021–1034.

[3] Xuan Z, Zhongpeng Y, Yanjun G, et al. Maternal active smoking and risk of oral clefts: a meta-analysis[J]. Oral Surg Oral Med Oral Pathol Oral Radiol, 2016, 122(6): 680–690.

[4] Tanaka K, Hitsumoto S, Miyake Y, et al. Higher vitamin D intake during pregnancy is associated with reduced risk of dental caries in young Japanese children[J]. Ann Epide-miol, 2015, 25(8): 620–625.

[5] Policy on dietary recommendations for infants, children, and adolescents[J]. Pediatr Dent, 2017, 39(6): 64–66.

[6] Policy on use of fluoride[J]. Pediatr Dent, 2017, 39(6): 49–50.

[7] 冯希平. 中国居民口腔健康状况：第四次中国口腔健康流行病学调查报告. 2018 年中华口腔医学会第十八次口腔预防医学学术年会, 2018.

[8] 赵佳, 赵梅, 侯玮, 等. 北京市 5 岁儿童口腔健康行为的 10 年变化（2005—2015 年）[J]. 北京口腔医学, 2019, 27(4): 225–228.

[9] 周学东, 程磊, 郑黎薇. 全生命周期的龋病管理 [J]. 中华口腔医学杂志, 2018, 53(6):367–373.

[10] 柏华文. 青岛市残疾人中心自闭症儿童口腔健康状况调查 [D]. 2020, 81.

[11] 隋文, 马瑞雪, 雷期音, 等. 儿科医师对儿童口腔龋病知识了解程度的调查研究 [J]. 中华临床医师杂志 (电子版), 2020, 14(4):255–260.

[12] 邓力, 杨正艳, 蔡婷, 等. 重庆市 12—15 岁中学生口腔健康知识、态度、行为的问卷调查分析 [J]. 华西口腔医学杂志, 2020(1):42–47.

[13] 刘飞, 杨克宇, 郭青玉. 基于 CIPP 模式对儿童口腔科继续教育医生培训体系的构建与思考 [J]. 医学教育研究与实践, 2020(2):78–81.

[14] 李月梅, 陈露露, 郑伟华. 不同年龄慢性牙周炎患者口腔保健现状及其影响因素 [J]. 国际护理学杂志, 2020, 39(2):232–235.

[15] 孙大磊, 张杰, 米丛波, 等. 仿头模在儿童口腔面合像拍摄训练中的应用研究 [J]. 中华医学教育探索杂志, 2020, 19(3):320–324.

[16] 郑媛媛, 刘芸, 陈婷婷, 等. 深圳市 3—6 岁儿童家长对儿童牙颌面畸形早期矫治的知识信念行为现状 [J]. 中华口腔医学研究杂志 (电子版), 2020, 14(1):29–36.

[17] Broadbent JM, Zeng J, Foster Page LA, et al. Oral health-related beliefs, behaviors, and outcomes through the life course[J]. J Dent Res. 2016, 95(7): 808–813.

[18] 邓小宝, 陈卓, 陈文智, 等. 海口市学龄前儿童家长口腔知识知信行与孩子患龋的关联性研究 [J]. 中国健康教育, 2019, 35(12): 1122–11126.

[19] 李骏, 师梦园, 杨艳, 等. 口腔健康干预对幼儿园儿童口腔健康和家长口腔卫生认知的影响 [J]. 现代预防医学, 2021, 48(9): 1592–1594, 1613.

[20] Rai NK, Tiwari T. Parental factors influencing the development of early childhood caries in developing nations: a systematic review[J]. Front Public Health, 2018, 6(1): 64.

[21] Becking BE, Verweij JP, Kalf-Scholte SM, et al. Impact of adenotonsilectomy on the dentofacial

development of obstructed children:a systematic review and meta-analysis[J]. Eur J Orthod, 2017, 39(5):509-518.

[22] Pacheco MC, Fiorot BS, Finck NS, et al. Craniofacial changes and symptoms of slep-disordered breathing in healthy children[J]. Dental Pres J Orthod, 2015, 20(3):80-87.

[23] Grippaudo C, Paolantonio EG, Antonini G, et al. Asociation betwen oral habits, mouth breathing and maloclusion[J]. Acta Otorhinolaryngo. 2016, 36(5):386-394.

[24] Paolantonio EG, Ludovici N, Sacomanno S, et al. Asocia-tion betwen oral habits, mouth breathing and maloclusion in Italian preschoolers[J]. Eur J Paediatr Dent, 2019, 20(3):204-208.

[25] Sousa JB, Anselmo-Lima WT, Valera FC, et al. Cephalometric asesment of the mandibular growth patern in mouth-breathing children[J]. Int J Pediatr Otorhinolaryngol, 2005, 69(3):311-317.

[26] Chung Leng Munoz I, Beltri Orta P. Comparison of cephalometric paterns in mouth breathing and nose breathing chil-dren[J]. Int J Pediatr Otorhinolaryngol, 2014, 78(7):1167-1172.

[27] El Aouame A, Daoui A, El Quars F. Nasal breathing and the vertical dimension:A cephalometric study[J]. Int Orthod, 2016, 14(4):491-502.

[28] Mos ML, Salentijn L. The primary role of functional matrices in facial growth[J]. Am J Orthod, 1969, 55(6):566-577.

[29] Stupak HD, Park SY. Gravitational forces, negative presure and facial structure in the genesis of airway dysfunction dur-ing slep:a review of the paradigm[J]. Slep Med, 2018, 51:125-132.

[30] Thiruvenkatachari B, Harison J, Worthington H, et al. Early orthodontic treatment for ClasII maloclusion reduces the chance of incisal trauma:Results of a Cochrane systemat-ic review[J]. Am J Orthod Dentofacial Orthop, 2015, 148(1):47-59.

[31] Kalunki J, Bondemark L, Paulson L. Early headgear activator treatment of ClasII maloclusion with excesive overjet: a randomized controled trial[J]. Eur J Orthod, 2020: cja073.

[32] Baroni M, Balanti F, Franchi L, et al. Craniofacial features of subjects with adenoid, tonsilar, or adenotonsilar hyper-trophy[J]. Prog Orthod, 2011, 12(1):38-44.

[33] Franco LP, Souki BQ, Cheib PL, et al. Are distinct etiologies of upper airway obstruction in mouth-breathing children asociated with different cephalometric paterns?[J]. Int J Pediatr Otorhinolaryngol, 2015, 79(2):223-228.

[34] Diouf JS, Ngom PI, Sonko O, et al. Influence of tonsilar grade on the dental arch measurements[J]. Am J Orthod Dentofacial Orthop, 2015, 147(2):214-220.

[35] Bueno Dde A, Grechi TH, Trawitzki LV, et al. Muscular and functional changes following adenotonsilectomy in children[J]. Int J Pediatr Otorhinolaryngol, 2015, 79(4):537-540.

[36] Ucar FI, Uysal T. Comparision of orofacial airway dimensions in subject with different breathing patern[J]. Prog Orthod, 2012, 13(3):210-217.

[37] Petracone Caixeta AC, Andrade I Jr, Bahia Junqueira Pereira T, et al. Dental arch dimensional changes after adenoton-silectomy in prepubertal children[J]. Am J Orthod Dentofa-cial Orthop, 2014, 145(4):461-468.

[38] Lione R, Buongiorno M, Franchi L, et al. Evaluation of maxilary arch dimensions and palatal morphology in mouth-breathing children by using digital dental casts[J]. Int J Pediatr Otorhinolaryngol, 2014, 78(1):91-95.

[39] AlHammad NS, Hakem LA, Salama FS. Orofacial findings associated with obstructive sleep apnea in a group of Saudi Children. Pakistan journal of medical sciences[J]. Pak J Med Sci, 2015, 31(2):388-392.

第4章 学生与青少年口腔健康管理

一、口腔美容管理

1. 口腔美容的定义

口腔美容是个特别的项目，它不是单纯的口腔修复或口腔内科技术，而是在他们的基础上，辅以心理学、美学知识，通过大量的累积获得的经验，才有可能给患者满意的美容效果。牙齿美容，作为要求极高、伤害相对较大、费用较高的项目，注定了它是精品，必须要极为严肃认真地对待。随着生活水平的提高，人们对美齿的追求也愈加明显，不少人都需要口腔美容。口腔美容包括很多项目，比如烤瓷牙、美容冠、隐形矫正、种植牙等。在修复牙齿的同时，让牙齿变得更美丽。

2. 口腔美容的标准

单纯从生理角度看，牙齿美容是不应该做的。因为牙齿美容必然伴随着对牙齿的损害。但是，人又是有社会性的，从心理角度看，尊重患者的爱美之心，让他们有完美、灿烂的笑容，能够在工作和生活中更加自信，不会因牙齿的颜色、形状问题而自惭形秽，这也是牙科医生应该做到也是必须做到的。

矛盾该如何解决呢？以最小的生理代价获得最大的美容效果。

最小的生理代价：①尽可能不伤牙髓，这样就可以避免牙齿变脆、易折。②尽可能少磨损牙体，这样可以保持牙齿的强度。③尽可能不影响牙龈，不磨损牙龈的同时增加牙冠的精密度，这样可以避免牙龈的一系列问题。④健康。绝对不能在牙齿时常疼痛、咬合不良、继发龋坏频发的情况下，谈什么成功的牙齿美容。

最大的美容效果：①颜色自然、生动，好的颜色是牙齿美容效果好不好的重要依据。②形态逼真，形态问题和颜色一样，是太多牙齿美容失败的重要原因。③牙齿美容与患者本人的适合。不能千人一面，一定要依据患者的年龄、职业、肤色、喜好等诸多因素仔细判断、确定颜色和形状，做到个性化，才能算真正为患者做到美容。很多患者对牙齿美容的可能问题毫无所知，在医生的极力诱导和美丽无比的承诺下，甚至是无限的夸大。比如"和真牙一样""常规做冠对牙齿有保护作用""终生不会有问题"……就懵懵懂懂地接受了牙齿美容。殊不知，国内几乎全部瓷粉都是进口产品，至于不同国家的产品，其技术差距也是微乎其微，真正对患者重要的是医生的技术和技师的水平。就像两幅国画，用的笔墨纸砚都是精品，但它们的价值可以是悬殊的差距，差别在于是什么人画的，是在什么样的状态下画的，这才是关键。颜色美观无白垩色、无发灰、发黑，自然仿真，难以辨认。形态自然不呆板，不能千篇一律，更可以做到个性化。边缘精密用探针难以探出，光滑通过，无缝隙、不能宽、不能窄。咬颌舒适无咬颌过高或过低。无疼痛等任何不适，使用效果与真牙无差异，不疼、不酸、不敏感。尽可能保留健康牙髓除过于不整齐牙齿外（推荐先矫正排齐），95% 以上保留活髓。牙龈健康无变色、无肿胀、无出血、无异味、无溢脓。邻接关系好不易嵌塞食物。

以上标准，缺一不可。

3. 口腔美容的应用

口腔美容是医学手段与美学相结合，维护、修复和塑造口腔颌面、容貌美感的医学实践，是医学美容学的一个重要组成部分。侧重于人的颌面、𬌗与齿的形态美，对口腔医学提出了更高的要求。口腔外形缺陷、龋齿和变色牙、牙体牙周疾病等除了给患者带来痛苦，危害患者健康外，还十分明显地损害着人的容貌美，甚至影响患者的社交。口腔内科本身就是一个美的创造与恢复过程。口腔外科手术的评价也不能只看术后的功能恢复和疾病的根治，还应考虑到口腔颌面形态美的恢复与否。例如唇裂的修复应尽可能地恢复唇的结构与功能，恢复唇的对称、均衡与和谐之美，才是成功的手术。口腔修复治疗除了要求恢复口腔的生理功能外，还应以美学原理为指导，根据患者性别、年龄、心理、职业、肤色等来选定义齿的大小、颜色，确定全口义齿中垂直距离等。因此，口腔修复是对失去的美的重新塑造过程。口腔正畸治疗目的是矫正先天或后天所造成的牙𬌗及颜面畸形。如使其牙列由不整齐变为整齐，恢复其颜面部的自然美，完善口腔的呼吸功能、语言功能及咀嚼功能。

口腔预防医学研究如何预防口腔疾病的发生和发展。如加强孕期母体保养，孕期、哺乳期母体及 8 岁以下幼儿不服四环素类物，克服口腔不良习惯，都可明显减少颌、齿畸形的发生。维护颌面、齿的健美。总之，口腔医学与口腔美容既有所区别又是相互联系、相互渗透、相互促进的。

二、青少年乳牙疾病的发展与管理

青少年年龄为 12—18 岁，多属于恒牙列期。青少年体格加速生长，第二性征开始出现直至性发育成熟，随后体格发育停止，身体发育接近成年人。颜面骨骼在此期间出现第二次快速发育，除第三恒磨牙外所有恒牙都已完全萌出，形成早期恒牙列。青少年因激素水平波动，加之菌斑清洁不到位，易患青春期龈炎。部分青少年因治疗需求或美学要求，选择在替牙结束后进行正畸治疗，正畸矫治器的戴入增加了青少年维护口腔清洁的难度，患龋风险也随之升高。因此在正畸过程中应加强口腔健康管理，避免不洁性龈炎和正畸托槽周围脱矿的发生。青少年运动量和剧烈程度加大，容易发生恒牙外伤。少部分青少年会沾染吸烟、饮酒等不良嗜好。青少年应使用成人牙刷和含氟牙膏，掌握 Bass 刷牙法，使用牙线清洁邻面，正确的口腔清洁有助于预防青春期牙龈炎；正畸过程中使用正畸专用牙刷，如有必要则需结合使用牙间刷清洁邻面。坚持进行定期口腔检查、龋风险评估和专业用氟，早期诊断和治疗龋病、牙髓根尖周病、牙周组织疾病及错𬌗畸形。注意在剧烈运动中佩戴运动护齿套，预防恒牙外伤。注意检查口腔内是否有和吸烟、饮酒相关的改变，尽量劝诫青少年戒烟酒。

乳牙疾病是青少年错𬌗畸形的主要病因。有效防治乳牙疾病对减少青少年错𬌗畸形的发生有重要意义。常见错𬌗畸形患病率中前牙反𬌗最高，之后依次为牙列拥挤、深覆𬌗、牙间隙大和开𬌗。其中，除前牙反𬌗和牙列拥挤随年龄递增外，其余与年龄并无明显关联。出现错𬌗畸形的主要病因为乳牙龋病、乳牙早失和乳牙滞留，由此提示幼儿期乳牙疾病是导致青少年错𬌗畸形的重要因素，只有有效控制乳牙疾病才能大幅降低错𬌗畸形的发生。错𬌗畸形可造成青少年面部畸形，影响其发音，咀嚼，吞咽。同时常因牙体错位造成牙周反复咬创伤，成为口腔癌前病灶，严重损害了青少年的身心健康。因此儿童乳牙疾病应引起家庭和全社会关注，乳牙疾病的早期防治意义重大，儿童口腔保健医师任重道远。

三、青少年恒牙疾病的发展与管理

1. 龋齿的发展与预防

龋齿作为一种常见的口腔疾病，多发于青少年。其中，男青少年的龋齿发病概率高于女青少年，不良饮食习惯、卫生习惯及体质情况是引发龋齿发病的主要原因，家长与学校应共同来督促青少年养成清洁口腔的好习惯，规范口腔卫生保持方法，科学指导饮食，降低青少年龋齿发病概率。其属于一种慢性疾病，给青少年带来了极大的不适感。多年来，虽然相关的疾病研究部门对龋齿的治疗方法及预防方法进行了大量的研究，但是由于缺乏健全的组织及完善的步骤，对口腔预防工作的高效实施及开展造成了较大的影响，导致龋齿疾病的发病概率仍然呈现出逐年上升发展趋势。当前，大多数青少年及其家长对龋齿的认知和了解甚少，均没有意识到乳牙龋及恒牙龋出现后给青少年带来的危害，认为乳牙总会脱落，补乳牙没有必要。一些青少年在面对龋齿病症时，以牙齿痛不痛为主要依据，在还能够接受的疼痛范围内，其未能及时就诊，导致龋齿发展为牙槽脓肿、根尖周炎、牙髓炎等，进一步加重了病情，对青少年的身体健康造成了极大的威胁。

为了降低龋齿发生概率，我们提出以下预防对策：①学校应与家长保持密切的联系，两者相互配合，督促青少年养成清洁口腔的好习惯，确保能够在一定程度上改善口腔环境。在学校内部组织开展各项口腔方面的宣传教育工作，使青少年能够进一步认识到龋齿方面的防治知识，养成早晚刷牙和饭后漱口的好习惯，营造良好的口腔环境。教会青少年正确的刷牙方法，在牙膏的选择上应首选含氟牙膏，以实现对龋齿疾病的预防。②指导青少年养成良好的卫生习惯，要求青少年多吃硬质、粗糙、富含纤维的食物，以便能够实现对牙面的摩擦，起到牙齿洁净效果，减少牙齿表面残食的堆积。③合理饮食，加强锻炼，要求青少年应多食富含维生素 D 及钙磷含量高的食物，适当补充奶类、肉类及豆类等富含蛋白质的食物，多食新鲜的蔬菜和水果。鼓励青少年多参与室外体育锻炼及户外活动，提升青少年的体质，促进抗龋能力的提升，确保牙齿及身体的快速发育。

2. 固定正畸患者口腔健康自我管理

随着青少年正畸患者口腔健康问题的日益突出，口腔护理同行们也开始关注对该类人群的口腔健康自我管理研究，如何针对青少年固定正畸患者开展健康教育，提高其口腔健康自我管理能力，使其掌握口腔正畸治疗期间维护口腔健康的相关知识，形成口腔健康自我管理的意识，学会利用外界资源和管理环境，从而养成良好的口腔健康行为，这将成为口腔护理同仁研究的必然趋势和需求。而科学地评价青少年正畸患者的口腔健康自我管理能力是进行有效干预的前提，我们亟须一套可以科学、有效地测量青少年正畸患者的口腔健康自我管理能力的工具，使口腔正畸医务人员能更合理地评估青少年正畸患者的口腔健康自我管理能力水平、确定高危人群，为开展有针对性地干预以提高个体的口腔健康自我管理能力提供依据。

口腔健康自我管理能力体现为患者的知识、行为方面由于固定矫治器的佩戴，牙齿表面清洁的难度加大、托槽周围的菌斑中变链菌数量增加、异物感及疼痛导致患者的刷牙效果得不到保障、口腔卫生欠佳，患者常会出现釉质脱矿。脱矿一旦发生，希望通过唾液矿化等方法恢复是相对困难的。而目前正畸患者发生牙釉质脱矿的患病率高达 50%～60%，应通过提高患者的口腔健康自我管理知识和行为来积极预防釉质脱矿的发生。此外，由于菌斑滞留、患者的口腔自洁效果欠佳、不良的饮食习惯、患者对自身口腔健康不够重视等原因，正畸治疗中还易出现牙周组织健康损害，以牙龈炎最为常见，其可转变为牙周炎，而牙周炎与全身健康也有一定的关系，同时对患者的生存质量存在不利影响，同样需要提高患者的口腔健康自我管理知识，促进其掌握有利于口腔健康的行为。因而，在正畸治疗过程中，不仅要关注正畸效果的好坏和口腔健康状况，还要关注口腔健康自我管理能力的高低，我们要将维护口腔健康、提高患者的口腔健康自我管理能力放在首位，这两者是良好的治疗效果的重要保证。

(1) 口腔健康自我管理能力体现在患者的态度：由于大多数青少年患者是由家长要求矫正才来就诊，积极主动性差，对正畸治疗有畏惧心理。戴矫治器后会引起不同程度的发音不清，加上同伴的嘲笑，会使患者产生自卑心理，导致患者不配合治疗。有效的心理护理干预、正确的引导对促进患者积极配合治疗十分必要，这将会影响正畸治疗的疗程和效果。医护人员应充分了解患者的就诊心理，取得患者的理解与配合，增强其配合治疗的信念，使其从心理上接受并能主动采取切实有效的方法，维护治疗期间的口腔健康。

(2) 青少年固定正畸患者口腔健康自我管理能力的影响因素：国内外关于健康自我管理能力的影响因素已有较多学者进行研究，但鲜有针对口腔的研究。尽管已经有菌斑指数、牙龈指数等指标可作为口腔健康自我管理能力的结局评估，但口腔健康自我管理能力受到哪些因素影响、如何在治疗过程中识别出高危人群并开展个性化健康教育，这些却是我们目前尚不甚清楚的。既往研究表明，口腔健康自我管理能力主要与个体的口腔健康知识、态度及行为相关。正畸患者口腔自理行为受到口腔正畸知识、自我效能、家庭关怀度等多方面因素的影响。但口腔自理行为只是评估口腔健康自我管理能力的一个方面，还不够全面。青少年正畸患者的合作行为，父母的态度是预测其治疗合作性的最佳指标；青少年患者正畸治疗需求及合作态度多受外界及父母的影响；家庭干预也能影响到正畸患者的口腔健康。导致牙周炎患者健康自我管理能力较低的原因既与患者的疾病认知水平有关，也与社会支持水平有关。因而，我们认为，青少年固定正畸患者的口腔健康自我管理能力不仅受到其自身认知、治疗态度、自我效能、合作行为等自身因素的影响，家长的态度、关怀度及其他的社会支持也是不容忽视的影响因素。

(3) 口腔健康自我管理能力的评估工具和方法：科学有效的口腔健康自我管理能力评估工具是提高患者自我管理能力的重要保障。我国已有很多关于健康相关的自我管理研究，国内外已开发出较多用于测定健康相关的自我管理工具，多针对某一人群如慢性病患者、成年人、大学生等，或针对某一具体的领域或自我管理的某个方面如自我管理行为进行的测量。如正畸患者依从性量表的基础上修订形成的正畸患者依从性量表，虽然依从性是口腔健康自我管理能力的重要体现，但还不够全面，在知识、信念、行为多方面的考量是我们在构建正畸患者口腔健康自我管理能力评价标准时要特别重视的。而菌斑指数、牙龈指数等仅可作为口腔健康自我管理能力的结局评估，我们迫切希望能建立评估口腔健康自我管理能力的过程指标，尽早发现患者在口腔健康维护过程中的问题。另外还可根据知信行理论构建的青少年固定正畸患者口腔健康自我管理能力评价指标已经为后续量表的开发奠定了基础。

(4) 提高口腔健康自我管理能力的重要意义：我国青少年需要正畸治疗的群体很大，而其口腔健康状况并不理想。青少年正畸患者较成年人更易发生口腔健康问题，如青少年接受正畸治疗较之成年人更易于发生牙龈炎，且口腔正畸依从性较成人差。这是因为青少年正处于中学学习阶段，他们学习紧张，自控能力差，父母对其的管辖有限。同时青少年身心尚未发育成熟，不能有效理解和控制口腔健康危险因素，口腔健康正确的观念、端正的态度及良好的行为尚未形成。据 WHO 报道，个体生活方式在亚健康和慢性病形成中占 60%。既往研究还发现，健康的行为方式、系统的健康管理对于改善患者口腔健康自我管理效果具有显著意义。而青少年时期又是其各种行为习惯和生活方式逐渐形成并固化的关键阶段，因而，抓住这个时期使青少年养成固化的、良好的行为习惯和生活方式，提高青少年的口腔健康自我管理能力，必将对青少年成年以后的身心健康产生深远影响。

3. 青少年保持口腔健康的 6 种方式

(1) 揉穴：以手指分别揉按两侧下关、颊车穴位，有疏通口腔经络，促进血液循环，增加唾液分泌作用。

(2) 叩齿：上下颌牙齿相互轻叩，先叩后牙，再叩前牙，不可用力太大，其作用是保护牙齿坚固，增进牙周组织的抵抗能力和咀嚼功能，预防牙周疾病。

(3) 揽海：就是用舌尖舔牙齿的腭侧、舌侧的牙龈，有促进血液循环，清扫软垢和食物碎屑的作用。

(4) 漱津：右手按摩上颌，左手按摩下颌，可左右交叉进行。当口腔内的唾液增多时，将所有唾液鼓漱数次，然后咽下，起到加强牙周代谢、减少口腔细菌、增强抗病能力的功效。

(5) 运动：做下颌运动，即做张口、闭口、下颌前伸、向左右侧运动，速度要慢，不可用力过猛，具有强健颞颌关节的作用。

(6) 口腔保健操：即每天早晨醒来和临睡前坚持做上下牙相互叩击，开始时轻叩十几下，以后逐日增加叩击次数和力量，达到每次叩击 50 次左右；每次饭后用茶漱口，让茶水在口腔内反复运动，冲刷牙齿及舌头两侧；每天做一两次闭回鼓腮的漱口动作，同时舌左右转动。此法可使口腔唾液分泌增多，便牙面、牙缝和口腔黏膜受到一定的冲洗，从而增加口腔的自洁作用，提高牙齿的抗病能力；用洗净的拇指和食指顺着一定顺序按摩牙龈，每次 10 分钟，每天 2~3 次，口唇轻合，以鼻呼吸，舌头上卷，并一弛一张地顶撞上腭。

4. 青少年牙齿不齐的严重后果

(1) 影响口腔功能的正常发挥：①咀嚼功能，牙齿拥挤引起牙弓咬合面积减小，从而降低了牙齿的咀嚼效率，严重的会导致消化不良及胃肠疾病发音功能；一些严重的情况，如上下牙齿不能接触，可影响正常的发音及语言表达。②吞咽功能，严重的下前牙前突，由于上下颌骨关系紊乱，从而造成患者的吞咽异常。③呼吸功能，严重的上前牙前突或上下前牙前突，使双唇不能自由闭合，因而导致不良的张口呼吸；严重的下颌后缩使气道变窄，而造成呼吸功能异常。

(2) 影响牙周组织健康及口腔卫生：牙列不齐，特别是牙齿拥挤，一方面使口腔菌斑易于附着，另一方面因牙刷难于接触而不易清洁，因而牙周组织，如牙龈、牙槽骨极易产生炎症，出现牙龈肿胀、出血、口腔异味等症状，久而久之如果严重累及牙槽骨，则可出现牙齿松动，从而造成严重后果。

(3) 影响颜面部生长发育：牙齿在整个颜面部生长发育过程中起着极为重要的作用，通俗地讲，正常发育排列的牙齿，对颌面部高度、深度及宽度的正常生长有着类似于"支架"的作用。举例来讲，在严重的下前牙前突患者，由于上前牙被下前牙锁住，导致上颌骨发育受到限制，而下颌骨发育"无遮无拦"，最后形成特有的"凹面型"侧面观。

(4) 影响颜面部形象：其实，人们对牙列不齐所造成的后果的关心莫过于其对面部美观造成的损害了。牙列不齐对面部形象的影响主要源于两个因素，即由于牙列不齐本身所产生的对面部外观协调的破坏，如牙齿拥挤或尖牙唇向突出所产生颜面美观失调；再如上前牙突给人的感觉是开唇露齿由于牙列不齐而导致的颌骨及软组织的生长异常。如严重的下前牙前突所引发的下颌过量生长，使得下巴向前伸，整个面部侧面呈现"半月凹型"，严重影响了面部美观。

5. 青少年预防牙齿疾病的几种健康生活方式

牙病看起来是"小毛病"，可发作起来真"要命"，会影响进食、心情，严重的会威胁心、脑、肾等重要脏器的功能。青少年朋友平时应该怎样维护牙齿和口腔的健康呢？

首先，控制牙菌斑。造成龋病与牙周疾病的共同因素是牙菌斑。牙菌斑实际上是一种生物膜，它们是由大量不同类型细菌构成的生物菌落，非常致密。它们隐藏在细长黏膜包衣下面，尤其是在牙刷刷毛难以触及部位，使清除更加困难。从预防角度看，去除牙菌斑是保持口腔卫生的重点。应对常规的刷牙习惯加以改善，及时有效地清除牙菌斑。清除牙菌斑最简单的办法就是依靠正确的刷牙方法和适合的刷牙工具。使用电动牙刷以及使用牙线已成为去除生物膜牙菌斑有效的办法。手动刷牙时，每次至少 2～3min，每天早、晚各刷一次，不仅刷牙齿，还要清理牙龈和口腔黏膜。此外，使用牙线清洁牙齿 相邻间隙，可以清理牙刷清理不到的"死角"，有条件的话还可使用牙间隙刷清洁牙齿之间的缝隙。

第二，保持口气清新。没有人会喜欢闻口臭。预防口臭首先要注意口腔卫生，坚持每天早晚刷牙，使用牙线，不要怕麻烦。许多细菌不仅会选择牙齿间隙作为居住地，还会在容易被人忽视的舌头上安家。每天使用刮舌器进行一次清洁，能清理这一区域。此外，饭后用温水漱口可以把口腔内残留的食物残渣漱掉。我国古代主张用茶水漱口，是个很好的办法，因为茶含有氟和茶多酚，可以防龋齿，对预防牙龈炎也有好处。建议每半年到口腔科检查有无龋齿、牙周病，如有必要做超声洁治。

第三，注意合理饮食。如果牙菌中的细菌与糖作用，就会诱发龋齿。建议大家少吃糖。吸烟、饮酒、喝咖啡、红茶及葱、蒜等辛辣刺激食物也尽量避免。因为它们容易引起口臭。另外，常抽烟、喝咖啡、红茶等也是牙齿容易着色的原因。

四、口腔美容对患者心理的影响

口腔美容医学是口腔医学和美容医学的重要组成部分，是医学与科学艺术在口腔医学领域的完美结合。口腔美容医学不仅是美容牙科，还包括整个口腔颌面部，与口腔医学各临床学科，如牙体牙髓、牙周、口腔颌面外科、口腔修复、正畸等均密切相关。无论是疾病导致的口腔颌面部美学问题，还是不涉及功能的色、形、质改变的单纯口腔美学问题，均是口腔美容医学的范畴。

1. 口腔美容医学是口腔医学的重要组成部分

口腔的基本功能即为咀嚼、消化、美观及发音。先天发育和各类口腔疾病均可影响颜面美观，造成牙齿、牙周、颌骨面部皮肤甚至整个颜面部颜色、形态、质地的改变。口腔美容医学需求的不断提高促进了其迅速发展。口腔美容医学主要针对两大类口腔和颌面部的美观问题，一类是各种疾病导致的美观问题，既影响口腔功能又影响口腔颌面部美观如龋病、唇腭裂等；另一类仅是口腔颌面部组织颜色、形态的改变，不影响口腔功能或影响不大，如氟斑牙、四环素牙。

2. 口腔美容医学是美容医学的重要组成部分

口腔颌面部是人体重要组成部分，口腔医学也是医学的重要分支，是医学门类中与临床医学并列的一级学科，其医疗范畴涵盖口腔与颌面部，而口腔颌面部是美容医学最重要的部分。由此可见，口腔美容医学既是口腔医学的重要组成部分，也是美容医学的重要组成部分，是口腔医学与美容医学结合最紧密的部分，口腔美容医学与整形美容具有同源性。口腔美容医学遵循医学与美学的基本原则，以医学及科学艺术基本理论和方法为指导，侧重于研究和阐明口腔医学中的美与审美及其规律性问题，并为口腔医学提供美学相关理论和方法的指导原则，是口腔医学美学发展的基础。

五、常见口腔美容管理方法

1. 烤瓷牙

烤瓷冠是好东西，但是再好也不能过多、过滥的做，就像抗生素一样，不能滥用，否则，就会出现一系列的问题，如牙龈红肿、溢脓、出血、明显异味、变色；咬颌异常、疼痛、关节紊乱，食物嵌塞；牙齿变脆、易折断。牙齿疼痛；颜色苍白、形态呆板。

2. 种植牙

种植牙的优势为治疗过程微创、痛苦小。完成美齿设计方案后，患者只需进行一次无切口、不翻瓣、无缝合的微创手术治疗，就能拥有一口美观漂亮的固定义齿，治疗过程中无不适感，不影响日常生活和工作。

3. 隐形矫正

隐形矫治作为一种全新矫治技术被引进，因其没有传统矫治过程中的钢丝和托槽，不影响美观等突出优点而广受美齿者青睐。这种隐形矫治技术继承了传统的牙颌畸形矫治理念，是现代口腔医学、计算机辅助三维诊断、个性化设计及数字化成型技术的完美结合。相对于传统牙颌畸形矫正器而言，隐形矫治技术，不需要托槽和钢丝，采用的是一系列隐形矫治器，该隐形矫治器由安全的弹性透明高分子材料制成，使矫治过程几乎在旁人无察觉中完成，不影响日常生活和社交。同时，没有了粘结托槽、调整弓丝的烦琐，临床操作大大简化，整个矫治过程省时又省力。隐形正畸是当前国际口腔正畸学领域中的一项高新科技技术。隐形矫正虽然效果好，优点突出，但并非实用于所有人，目前主要实用在轻中度牙齿畸形。

六、学龄儿童口腔常见问题及保健内容

学龄儿童指六七岁至十七八岁整个普通教育阶段的学生。此阶段是口

腔健康观念和行为的形成期，也是接受新知识、树立新观念，培养终生口腔卫生好习惯的最佳时期，做好学龄儿童的口腔保健，会对其一生的口腔健康起到积极的作用。

（一）学龄儿童常见口腔健康问题

1. 第一恒磨牙龋

第一位磨牙又称"六龄牙"，是6岁左右萌出的恒磨牙。因其萌出早，矿化程度低，溶解度高，渗透性强，加之𬌗面的窝沟较深，食物残渣及菌斑不易清洁，极易发生窝沟龋。

2. 龈炎

学龄儿童常见的龈炎包括单纯性龈炎、萌出性龈炎和青春期龈炎。单纯性龈炎以前牙为主，表现为龈缘和龈乳头红肿，易出血。青春期龈炎是菌斑引起的慢性龈炎，受内分泌的影响。如有牙齿排列不齐或佩戴正畸矫治器者，则菌斑不易去除，更易导致龈炎的发生。

3. 错𬌗畸形

牙列不齐、牙齿拥挤、上下颌牙弓咬合关系异常、颌骨大小形态位置异常等是这个年龄段儿童常见的错𬌗畸形表现。

4. 牙外伤

学龄期儿童由于运动量增大，活动项目增多，牙外伤的发生概率增加。7—9岁学龄儿童是牙外伤的高峰期，以前牙为主。如果有上颌前突畸形，牙外伤风险增大。

（二）学龄儿童口腔保健内容和方法

1. 学校口腔保健

学校口腔保健应成为学校公共卫生的一项重要工作内容。学校开展口腔保健的优势在于，学生在校期间相对集中，便于组织和管理，并有完善的教育体系可保障口腔健康教育项目的实施。教育主管部门应该为学校老师提供口腔保健培训计划，并定期进行培训。口腔专业机构与口腔保健人员应配合教育部门，提供科学规范的培训内容，以确保老师拥有不断更新的口腔保健知识。

(1) 学校开展口腔健康教育应遵循的原则。

① 与学生的普通教育同步：学校在对学生进行普通教学的同时，应承担起对学生进行口腔健康教育的责任。组织和开展一些促进学生口腔健康的活动，使学生在得到口腔健康知识的同时逐渐建立起口腔健康的观念。通过对不正确口腔行为的早期干预，达到预防口腔疾病发生的目的，为保持终生的口腔健康打下牢固的基础。

② 应纳入学校的卫生课程：在中小学校健康教育；教材中增加口腔卫生内容，并循序渐进地传授口腔卫生知识。如龋病、牙周病、错𬌗畸形的防治，前牙外伤和颌骨骨折预防等。学校的卫生课每年应安排有口腔保健内容的课程，并应根据学生的年龄特点，由浅入深的讲授。

(2) 学校开展口腔健康教育应采取启发诱导式的方法，调动其自身的积极性。

① 启发诱导式：根据学生的心理特点，如自尊心强、喜欢独立思考、爱美心理等，应避免粗暴批评使其失去信心，应从文明与健康美学的角度进行口腔健康教育，以鼓励表扬为主，增强其主动参与的意识和自身的责任感。对刷牙的指导和口腔健康教育要有不断强化的过程，才能有效巩固和提高学生的自我保健能力。

② 设立实习课程：通过口腔健康教育实习课的学习，相互或自我观察正常牙龈的颜色和形态，然后使用菌斑显示剂观察菌斑附着部位，再通过刷牙前后菌斑的影像资料或实物展示来讲解牙刷的选择、正确的刷牙方法、牙线的使用等内容。

③ 形式多样化：除课堂书本知识讲授外，形式还应多样化。可通过文字宣教，如图书、面册、各种报刊等，范围广泛，效果持久；电化宣教，如影像、动画等，形象逼真，通俗易懂；艺术宣教，如表演、说唱等，生动活泼，印象深刻。还可通过举办报告会、座谈会、专题讲座、知识竞赛等方式。也可借助微信、微博、手机 APP 等新载体，拓展科普宣传的途径和方法。

④ 内容规范性：口腔健康教育的授课内容应具有科学性、专业性、准确性和规范性的特点。讲授形式可以根据学生的年龄特点，生活化和科

普化，使学生易于接受。

2. 个人口腔保健

(1) 保护好第一恒磨牙：许多家长对 6 岁左右萌出的第一恒磨牙缺乏应有常识、关注不够，未能采取积极主动的保护措施，使第一恒磨牙龋损高发，并贻误了最佳的治疗时期。因此，对完全萌出达咬合平面，且船面深窝沟的第一恒磨牙进行窝沟封闭是最佳保护方法。

(2) 预防龈炎：预防龈炎的有效方法是有效刷牙，清除菌斑。如出现刷牙出血，应查明原因，有牙石者应及时请专业医师进行牙周洁治，并结合选择和使用有抑菌抗炎作用的牙膏，不能因为刷牙出血而停止刷牙。邻面菌斑应在刷牙前或刷牙后配合使用牙线，去除效果更佳。

(3) 科学合理摄入糖，两餐之间尽量不再摄入糖等甜食：过于频繁地摄入甜食可使口腔 pH 长期降低，易感性增加。控制摄糖的频率比控制摄糖的量更重要。含糖饮食一般建议在一日三餐中或餐前食用。要少进食黏性大的含糖食品。睡前刷牙后不再吃甜食和加糖的奶类和饮料。

(4) 防治错船畸形：有口腔不良习惯的要尽早破除，必要时可戴破除不良习惯的矫治器；未到替牙期的乳牙缺损要及时治疗，维护健康的乳牙列行使功能；及时拔除替牙期滞留的乳牙，一般在 12—14 岁拔除，待乳牙替换完成后开始矫治。

学龄期儿童更应注意加强咀嚼，促进乳恒牙更替和上下颌骨发育，并控制高致龋饮食摄入，防止乳牙和年轻恒牙龋病。看护人应为儿童选择替牙期牙刷，牙膏逐步过渡到成人含氟牙膏及用量，约一粒豌豆大小。监督训练儿童刷牙和训练儿童使用牙线，并检查口腔清洁效果。在恒牙的逐步萌出过程中依次完成恒磨牙和前磨牙的窝沟封闭。在此期间发生的乳牙牙髓根尖周病选择牙髓治疗和牙体外形修复，或选择拔除后间隙维持。年轻恒牙发生牙髓根尖周病时可根据牙髓状态和牙根发育情况选择牙髓切断术、牙髓血供重建或牙髓再生治疗、根尖诱导成形术。学龄前儿童出现的暂时性错船，随着颌骨生长发育和牙齿替换可逐步自行解除。注意畸形中央尖等牙齿发育异常，早期干预，避免严重并发症的发生。为预防年轻恒前牙外伤，建议在打球、玩滑板等剧烈运动时佩戴护齿套。

　　学龄儿童口腔治疗的疾病内容将发生变化。随着口腔预防保健知识的普及和各种龋病预防方法的应用，我国儿童龋齿发病率的趋势将得到控制。学龄儿童口腔治疗将借助心理学的发展，如儿童行为管理、就诊心理等，使儿童口腔诊疗更适合于儿童心理特点。

　　口腔健康教育使学生的口腔健康知识、态度、行为及卫生服务利用水平明显改善，使得牙龈炎症状得到了有效控制。口腔健康教育结合窝沟封闭等干预方法的综合性口腔健康促进工作对改善学龄儿童的口腔卫生情况具有重要的意义。

参 考 文 献

[1] 熊帮林 . 口腔美容范畴初探 [J]. 中国美容医学 , 1994.

[2] 汪涛 , 姚薇 . 口腔美容标准的探讨 [J]. 中国保健营养 , 2012.

[3] 李可欣 . 正畸治疗发生牙龈炎的临床分析 [J]. 中国医药指南 , 2015.

[4] 刘思薇 . 固定正畸患者口腔自理行为及其影响因素的研究 [D]. 广州：中山大学 , 2010.

[5] 刘春年 , 吴诚怡 . 模糊思维逻辑与口腔美容医学及审美艺术 . 现代口腔医学杂志 , 1995.

[6] 万新明 . 美容牙医学在口腔修复门诊中的应用 [J]. 中国社区医师 (医学专业), 2011.

第5章　成年人口腔健康管理

一、口腔疾病健康档案与全身健康

1. 口腔疾病与全身健康的关系

口腔疾病"牵一发动全身"。口腔内存在约 700 余种不同的细菌，数量多达几百万个，口腔内的局部炎症和感染可以说是人体的"秘密杀手"。口腔疾病不仅严重影响口腔健康，也影响全身健康。早在 21 世纪初，以英国内科医生 Hunter 为代表，主张拔牙以治愈全身疾病。然而，由于缺乏循证医学证据，这个学说没有被多数人所接受。近年来进行的大量流行病学调查表明，口腔感染可能是一些全身疾病的危险因素。口腔疾病对全身健康的影响再次引起医学界的关注。

口腔健康与全身健康存在双向联系。一方面某些全身疾病会影响口腔疾病的发生、发展。比如，研究发现糖尿病患者的牙周病发生率及严重程度均大于无糖尿病患者；30% 的艾滋病患者会先出现口腔黏膜和牙周症状；患有骨质疏松症及口腔卫生条件差的女性危险性要高于无骨质疏松或口腔卫生条件好的女性；适量维生素 D 摄入，可以降低牙龈对炎症的易感性；增加摄入天然谷物和纤维可以降低罹患牙周炎的危险性。另一方面，口腔疾病也对全身健康产生影响。如牙周感染对动脉硬化、缺血性心脏病、心肌梗死具有潜在影响，口腔感染还会引起急性或亚急性感染性心内膜炎；糖尿病患者如果有牙周感染，会降低胰岛素功效，不利于血糖控制；患重度牙周炎的妊娠期女性发生早产的概率为牙周健康妊娠期女性的 7.5 倍；牙周炎导致的牙槽骨吸收是慢性阻塞性肺病的独立易感因素；牙菌斑是幽门螺杆菌的储存地，严格的牙周治疗可使牙周临床情况改善、菌斑中的幽门螺杆菌减少，胃中幽门螺杆菌的根治率也提高；咀嚼功能降低，造成偏食和食欲不振等，导致胃肠消化吸收减弱，机体营养不良，生长发育受到影响；口腔疾病引起的咬合关系紊乱可引起顽固性侧偏头痛、持续耳鸣、肩颈痛；老年人若能有完整的牙列将对记忆力的保持起到重要作用。

口腔健康与全身健康是一个密不可分的整体，口腔健康是全身健康的前提，离开了口腔健康就不会有健康的身体。口腔疾病不但可以影响口腔健康，而且还会对身体的正常功能造成破坏，如会引起心脏疾病、脑血管疾病、呼吸道疾病和胃肠道疾病等。因此，我们要有效防止口腔疾病的发生，以此来保证我们全身的健康。

众所周知，人体通过口腔来摄取食物以此来保证身体的正常需求。口腔是身体的第一个消化器官，为体内其他器官的运化提供基础。由于口腔与身体其他器官有着密切的关系，因此口腔疾病会引发身体的其他疾病。如牙周感染可能诱发导致机体血清中 CRP 及纤维蛋白原的升高，这些因子可降低胰岛素的敏感性、影响血糖控制，因此牙齿这个人们对外交往的"第一门户"已称得上牵一发而动全身。同样，身体的一些疾病也会在口腔中有所体现，如胃中有火，那么口腔中便会产生口臭等异味。人的嘴唇红润丰满，这表明他体内的血色素符合正常标准，假如人的嘴唇表现为干涩苍白，那么体内则表现为血液贫瘠。总之，口腔疾病与身体健康紧紧相联，密不可分。要想保证全身的健康就应该从预防口腔疾病做起，经常去口腔相关检验部门进行检查，保证口腔健康。

2. 影响口腔健康相关危险因素

成人的龋病患病状况与男女、城乡、地区分布及使用含氟牙膏、进食含糖食品和刷牙频率等行为因素相关，牙周健康状况与男女、城乡、地区分布及刷牙频率和吸烟行为相关。造成差异的根本原因与各地经济发展水平、居民受教育程度和自我口腔护理认同程度等因素关系密切。

二、口腔健康指南

1. 早晚刷牙、饭后漱口

刷牙能去除牙菌斑、软垢和食物残渣，保持口腔卫生，维护牙齿和牙周组织健康。刷牙清除牙菌斑数小时后，菌斑可以在清洁的牙面上重新附着并不断形成，特别是夜间入睡后，唾液分泌减少，口腔自洁作用差，细菌更容易生长。因此，每天至少要刷牙 2 次，晚上睡前刷牙更重要。刷牙的同时结合用舌刷清洁舌背部能明显改善口腔异味。饭后漱口可去除口腔内的食物残渣保持口腔清洁。咀嚼无糖口香糖也可以刺激唾液分泌、降低口腔酸度，有助于口气清新牙齿清洁。

2. 做到一人一刷一口杯

在同一个家庭里，每个人的年龄不同，身体健康状况不一样，口腔健康状况也各不相同，因而有着不同的口腔保健需求。应该根据各人的不同情况选用适合各人需要的牙刷和牙膏。若一家人共用 1 把牙刷和 1 个漱口杯，可能会引起疾病的相互传播。因此，必须做到一个人一把牙刷和一个口杯，每人分开放置，以避免交叉感染。

3. 正确选择和使用漱口液

清水漱口可清除口腔内的食物残渣，但其清除力量微弱，不足以去除牙菌斑。目前市售的一些漱口液添加了某些抗菌消炎物质，有一定的辅助控制牙菌斑、维护口腔健康的作用。如含氟漱口液是一种局部用氟预防龋病的方法，适合在低氟区、适氟区的学校和家庭中使用；氯己定漱口液能杀灭唾液中和吸附到牙面上的细菌，适于牙周病患者使用；以香精油为主要活性成分的漱口液，有广谱灭菌作用，适合每天使用。还有的漱口液可在患有口炎、唇炎时含漱，从而起到预防感染、促进伤口愈合的作用。

4. 提倡用水平颤动拂刷法刷牙

水平颤动拂刷法是一种能有效清除龈沟内牙菌斑的刷牙方法。拂刷就是轻轻地擦过，掌握这种刷牙方法能够帮助清除各个牙面的牙菌斑，同时能有效地去除牙颈部及龈沟内的牙菌斑。具体操作要领为：①手持牙刷刷柄，先将刷头放置于口腔内一侧的后牙牙颈部，刷毛与牙长轴约成45°，刷毛指向牙根方向（上颌牙向上，下颌牙向下）轻微加压使刷毛部分进入牙龈沟内部分置于牙龈上；②以 2～3 颗牙为一组开始刷牙，用短距离水平颤动的往返动作在同一个部位至少刷 10 次，然后将牙刷向牙冠方向转动，继续拂刷牙齿的唇（颊）舌（腭）面；③刷完第一个部位之后，将牙刷移至下一组 2～3 颗牙的位置重新放置，注意与第一个部位保持有重叠的区域，继续进行下一个部位的刷牙；④刷上前牙舌面时，将刷头竖放在牙面上，使前部刷毛接触龈缘自上而下拂刷。刷下前牙舌面时自下而上拂刷；⑤刷咬合面时，刷毛指向咬合面稍用力做前后短距离来回刷。

5. 提倡使用保健牙刷并注意及时更换

保健牙刷具有以下特点：①刷头小，以便在口腔内（特别是口腔后部）转动自如；②刷毛排列合理，一般为 10～12 束长，3～4 束宽，各束之间有一定间距。既有利于有效清除牙菌斑，又使牙刷本身容易清洗；③刷毛较软，刷毛长度适当，刷毛顶端磨圆钝，避免牙刷对牙齿和牙龈的损伤；④牙刷柄长度、宽度适中，并具有防滑设计，使握持方便、感觉舒适。刷牙后，牙刷毛间往往粘有食物残渣和细菌，可能导致疾病的传播。刷牙后应用清水冲洗牙刷并将刷毛上的水分甩干，刷头向上放在口杯中置于通风处。为防止牙刷藏匿细菌，一般应每 3 个月左右更换一把牙刷。若刷毛发生弯曲或倒伏会对口腔的软硬组织造成损伤，则需立即更换。

6. 提倡选择牙线或牙间刷辅助清洁牙间隙

牙齿与牙齿之间的间隙称为邻间隙或牙间隙。牙间隙最容易滞留菌斑和软垢。刷牙时牙刷刷毛不能完全伸及牙间隙，如果在每天刷牙的同时能够配合使用牙线或牙间刷等帮助清洁牙间隙可以达到彻底清洁牙齿的目的。牙线是用尼龙线、丝线或涤纶线制成的，它有助于邻面间隙或牙龈乳头处的清洁，特别对平的或凸的牙面最合适。牙间刷的刷头为金属丝，其四周附带有柔软的刷毛适用于牙龈退缩和牙根外露的患者清除牙间隙处的牙面和根面的牙菌斑。使用时应注意若龈乳头无退缩、插入有困难时不要勉强进入以免损伤牙龈。

7. 根据口腔健康需要选择牙膏

提倡使用含氟牙膏预防龋病牙膏是辅助刷牙的一种制剂，可增强刷牙的摩擦力，帮助去除食物残屑、软垢和牙菌斑，有助于消除或减轻口腔异味使口气清新。成人每次刷牙只需用约 1g（长度约 1cm）的膏体即可。如果在牙膏膏体中加入其他有效成分如氟化物、抗菌药物、控制牙石和抗敏感的化学物质则分别具有防龋、减少牙菌斑、抑制牙石形成和抗牙齿敏感的作用。含氟牙膏有明显的防龋效果，其在世界范围的广泛应用是龋病发病率大幅度下降的主要原因之一。使用含氟牙膏刷牙是安全、有效的防龋措施，特别适合于有患龋倾向的儿童和老年人使用。但应该注意的是，牙膏不是药，只能预防口腔疾病而不能治疗口腔疾病，患了口腔疾病还是应该及时就医治疗。

8. 科学用氟有利于牙齿和全身健康

氟是人体健康所必需的一种微量元素摄入适量的氟化物可以减少牙齿的溶解度和促进牙齿的再矿化、抑制口腔微生物生长，预防龋病的发生。氟化物的应用可以分为全身应用和局部应用。全身应用包括饮水氟化、食盐氟化、牛奶氟化、氟片、氟滴剂；局部应用包括含氟牙膏、含氟漱口液、局部涂氟、含氟涂料、含氟泡沫、含氟凝胶等。但是人体摄入过量氟也可以导致一些副作用，因此氟化物的推广应用，适合于在低氟地区、适氟地区及在龋病高发地区的高危人群中进行。

9. 科学吃糖，少喝碳酸饮料

糖是人类的主要营养要素之一，是人体能量的主要来源，是许多食品及饮料的调味剂，同时也是公认的一种引起龋病发生的危险因素。容易引起龋病的主要是蔗糖，其次为葡萄糖、淀粉等。如果经常摄入过多的含糖甜食或饮用过多的碳酸饮料会导致牙齿脱矿，引发龋病或产生牙齿敏感。因此，提倡科学吃糖非常重要。吃糖次数越多，牙齿受损机会越大。所以，应尽量减少每天吃糖的次数；少喝碳酸饮料，进食后用清水或茶水漱口，晚上睡前刷牙后不能再进食。

10. 吸烟有害口腔健康

吸烟是引起口腔癌的主要危险因素，90% 以上的口腔癌患者是吸烟者。吸烟还是牙周病的主要危险因素之一。吸烟者患牙周病的概率较不吸烟者高出 5 倍。妊娠期女性吸烟或被动吸烟，可以引起胎儿口腔颌面部畸形。吸烟者牙齿表面常常出现褐色烟斑和牙石引发口腔异味，影响个人外观形象和社会交往。

11. 每年至少进行一次口腔健康检查

龋病和牙周病等口腔疾病常是缓慢发生的。早期多无明显症状，一般不易察觉，等到出现疼痛等不适症状时可能已经到了疾病的中晚期，治疗起来很复杂患者也会遭受更大的痛苦花费更多的费用，治疗效果还不一定十分满意。因此，定期进行口腔健康检查，每年至少 1 次能及时发现口腔疾病早期治疗。医生还会根据情况需要采取适当的预防措施，预防口腔疾病的发生和控制口腔疾病的发展。

12. 提倡每年洁牙（洗牙）一次

牙菌斑、食物残渣、软垢在牙面上附着沉积与唾液中的矿物质结合逐渐钙化形成牙石。牙石表面粗糙，对牙龈造成不良刺激又有利于新的牙菌斑黏附，是引起牙周疾病的一种促进因素。自我口腔保健方法只能清除牙菌斑而不能去除牙石。因此需定期到医院由口腔科医生进行洁牙，最好每年 1 次。洁牙是由口腔医生使用洁牙器械，清除龈缘周围龈上和龈下部位沉积的牙石及牙菌斑。洁牙过程中可能会有轻微的出血，洁牙之后也可能会出现短暂的牙齿敏感，但一般不会伤及牙龈和牙齿更不会造成牙缝稀疏和牙齿松动。定期洁牙能够保持牙齿坚固和牙周健康。

13. 口腔出现不适、疼痛、牙龈出血、异味等症状应及时就诊

口腔疾病可表现为疼痛或不适的症状。如龋病常表现为遇冷热刺激不适、咬物不适或疼痛；牙髓炎会发生剧烈的自发痛、夜间痛；牙龈炎早期会在刷牙或咬硬物时出现牙龈出血；口腔溃疡伴有患处触碰引发疼痛的感觉；敏感的牙齿在遇到冷、热、酸、甜等刺激时出现短暂而尖锐的疼痛。口臭 80%～90% 是由口腔疾病所致，主要是由于口腔内的厌氧菌通过腐败消化口腔内的滞留物质产生挥发性硫化物导致的。发生以上情况应尽快去具备执业资质的口腔医疗机构诊治。

14. 及时修复缺失牙齿

牙齿具有咀嚼食物、辅助发音和维持面容形态的功能。牙齿缺失易发生咀嚼困难、食物嵌塞、对殆牙伸长、邻牙倾斜等。前牙缺失还会导致发音不准、面部形态发生变化，尤其全口牙齿缺失后，咀嚼十分困难，面容明显苍老。因此，不论失牙多少，都应及时进行义齿修复。修复一般在拔牙 2～3 个月后进行。修复前应治疗余留牙的疾病，必要时对牙槽骨和软组织进行修整，保证修复质量。缺失牙的修复目前主要有活动修复和固定修复（包括固定桥、种植义齿）。具体选择何种修复方法应依据患者的口腔条件和主观要求而定。

15. 选择具备执业资质的医疗机构进行口腔保健和治疗

进行口腔保健和治疗一定要选择具备执业资质的口腔医疗机构才能保证好的医疗质量和严格的感染控制。所谓具备执业资质的口腔医疗机构是指根据《医疗机构管理条例》及《医疗机构管理条例细则》规定，经登记取得《医疗机构执业许可证》的口腔诊所、门诊部、综合医院口腔科及口腔医院。在口腔诊疗工作过程中患者的血液、唾液污染的诊疗器械等均是造成交叉感染的危险因素。具备执业资质的医疗机构具有一套完善的感染控制的管理制度、措施和消毒灭菌设备，确保一人一手机一消毒，可杜绝治疗过程中的交叉感染。具备执业资质中医疗机构中口腔医师应受过口腔医学专业教育和临床医疗技能训练，取得医师资格并经过执业注册，具备解决患者病痛的能力。

三、口腔维护与全身免疫

1. 矫正期间的口腔卫生维护

牙齿矫正期间，牙齿在慢慢移动的同时，可能会有一些意想不到的状况。刚开始佩戴牙齿矫正器，牙齿感觉酸痛，咬东西无力，是矫正初期的正常现象，适应1周左右之后，就能恢复正常。金属牙套磨嘴巴，导致溃疡、疼痛，适应矫正器之后，这种情况会逐渐减少。龋齿、牙周病，它们出现的原因是口腔卫生不好，牙周病的出现不仅影响牙齿健康，也会影响矫正。不论是成年或儿童患者，在矫正过程中保持良好的口腔卫生直接关系到最终的矫治结果。良好的口腔卫生状态有利于取得良好的矫治效果。

矫正期间的口腔卫生维护十分重要，矫正期间口腔卫生差，常引起牙龈红肿，牙龈出血和牙龈增生，导致牙龈炎、牙周炎的发生。这些情况不仅不利于牙齿移动，而且长期的口腔卫生不良，牙面上存留大量的脏东西，则会造成牙齿脱矿甚至龋齿的发生，在治疗结束后，牙齿虽然排齐了，但多了许多"蛀牙"，得不偿失。很多矫正的患者因口腔卫生差其牙面上会呈现白垩色的点或斑块，临床上表现为白斑，进一步发展会形成龋洞。怎样预防龋齿和牙龈炎呢？在矫治器佩戴前，有牙龈炎的患者进行牙周护理，这样既可以清除口腔内存在的软垢和牙石，而且可以清洁牙面，便于矫治器的粘结。在初次佩戴矫治器时，医生会告知患者有关事项，做好患者的思想工作，向患者讲述口腔卫生不良的危害性。

矫正人群刷牙，有一个重要的原则，既要刷干净托槽和牙龈之间的区域，因为这里是牙菌斑最喜欢聚集的地方，还有钢丝下方、托槽四周以及牙龈边缘都需要注意。

勤刷牙：每天早晚餐后应认真刷牙，时间 3～5min，力度应适当。刷牙中，刷毛与牙面成 45° 顺着牙间隙及牙面来回颤动，并尽可能将牙刷的刷毛伸进托槽与弓丝之间的部位。有条件的话，可使用正畸专用牙刷。

多漱口：在喝了饮料或进食后又不能立即刷牙时，应及时漱口。在牙龈炎症时，应在医生指导下使用专用漱口水漱口。

洁治术：在牙结石较多或有牙龈炎、牙周炎时应在医生建议下施行龈上洁治术或龈下刮治术。应避免吃较硬的东西，如坚果、螃蟹、排骨等。应避免咬、啃的动作，如大口啃苹果等。那样会破坏矫治器，影响治疗效果。可以将苹果等食物切成小块吃。应避免吃黏的东西。黏的东西黏附在矫治器及牙面上不易清洁，还可能将矫治附件粘下来。戴有活动矫治器或保持器时，应每天对其进行清洁，不用时放在凉水中保存。

2. 牙周维护治疗

牙周病是侵犯牙龈和牙周组织的慢性炎症，其主要特征为牙周袋形成及袋壁炎症、牙槽骨吸收和牙齿逐渐松动，是成年人牙齿缺失的主要原因。牙周病治疗包括牙周基础治疗、手术治疗及维护治疗。在基础治疗、手术治疗阶段，患者积极主动配合，待病情好转进入维护治疗后，很多患者依从性变差，常会导致疾病复发或病情加重。因此，牙周治疗后的定期维护在牙周整体治疗中具有重要意义。

牙周维护治疗也称牙周支持治疗，包括控制各种致病因素，重建细菌微生物与牙周组织间的平衡关系，最终恢复整个牙列附着组织的稳定，是牙周临床治疗的重要组成部分。在对牙周疾病患者实施全面临床治疗后，如果患者的基本病情已经得到有效控制，需要依照患者个体和相关情况，制订相应的牙周维护计划，巩固患者临床治疗的长期疗效。方法为劝告患者控制危险因素，如戒烟等；定期评价维护治疗效果，包括既往病史及牙周病史、影像学评价、软组织检查、牙体检查、牙周检查、回顾及评价患者菌斑控制情况；根据评价结果进行维护治疗，包括去除龈沟及牙周袋内致病微生物、对有治疗指征区域进行刮治和根面平整，适时行抗生素治疗，同时对复发位点适时手术治疗。其目标是预防已经接受过牙龈炎或牙周炎治疗的患者病变复发，防止病情发展，降低失牙率的同时重建有功能的牙列。

牙周维护治疗间隔期应按照个人的临床状况及评价结果制订。对于大多数牙周病患者，维护治疗初期，复诊间隔不应超过 3 个月。牙周状况稳定的患者，每 3～6 个月的维护治疗可达到良好的结果。在临床牙周维护治疗中，想要取得长期治疗效果，不但需要医生实施有效的临床治疗，同时也需要患者坚持长期治疗。邻间隙的菌斑控制最困难，改良的 Bass 刷牙方法（从牙龈向牙面的竖转动）能使刷毛十分容易地进入邻间隙；使用牙线也能清除邻面菌斑，还可清除附着在牙邻面的牙垢。对于牙周组织退缩、牙根外露明显或已行松动牙栓结、树脂夹板固定术的患者，建议使用牙间隙刷，以清除牙齿邻面凹陷处的菌斑。 总之日常维护能很好地控制邻间隙内的菌斑积累。近年来，牙周维护治疗越来越受到口腔医师及患者的重视。 牙周维护治疗不仅贯穿牙周病患者的终身，而且与正畸、修复、种植的长期临床效果的维持也有着密切关系，甚至关系到其治疗计划的成败。临床为了使疗效最大化，医师要从整体把握牙周与其他口腔治疗的动态关系，所有的牙周治疗都要考虑对正畸、修复、种植的影响。 控制牙周感染、维护口腔健康成为口腔医学发展的重要基础。

3. 牙周维护治疗在口腔医学中的应用

(1) 在牙周病中的应用：牙周病治疗后短期内，牙周致病菌即可重新积聚并引起再次感染和病变的进展。牙周病患者的缺失牙数与维护治疗的间隔期呈正相关，牙周治疗后 10 年内定期维护治疗的患者，其牙周整体状况优于未定期维护治疗的患者，通过定期维护治疗不仅可预防或减少牙周病复发，同时使牙龈炎得到很好的控制，预防和减少牙齿的缺失，及时发现和处理其他疾病和不良状况，有效维护牙周状况的稳定，降低破坏率。牙周炎在成年人中具有较高发生率，目前持续牙周维护已经成为牙科医生在牙周病治疗中的重要组成部分，并且提出应该将牙周保健重要性宣传工作在社区中有效落实，以提高人们的牙周维护意识。在牙周维护中应该依照患者实际情况选择合适的维护方法，其中牙线及间隙刷具有重要应用价值。做好定期牙周维护，构建预防为主的保健理念，从而有效防止牙周病复发。在牙周维护中关于其方法的选择根据患者实际情况，各种方法均能够对菌斑起到良好的抑制作用。作为维护治疗的一部分，手工和超声刮治器可以有效治疗牙周和牙龈疾病，但是仍有局限性，残留牙石的多少与牙周袋深度有关。牙周袋深度越深，完全没有牙石的牙面百分比逐渐下降，对于洁刮治和根面平整，探诊深度为 2.9mm 被称为临界探诊深度。对于所有探诊深度＞4.2mm 的牙周袋，由于手工和超声清除率的局限，非手术治疗可以作为首选，如果效果不佳，可以进行手术治疗。

牙周维护治疗是有效监控牙周病的唯一方法，可以最大限度地控制龈上、龈下菌斑，从而使牙周病的发展控制到最低程度。其以彻底消除牙周病诱发因素，恢复牙周组织健康为目的，既是一种治疗方法，同时又是一种预防措施。实施牙周维护治疗患者和未实施牙周维护治疗患者的临床治疗效果差异显著，未实施牙周维护治疗患者的失牙速度为 0.36 颗 / 年，实施者为 0.22 颗 / 年。另外，在实施有效临床治疗后，没有实施牙周维护治疗患者的附着丧失风险是实施者的 5 倍。由此可以看出牙周维持治疗在牙周病治疗中的重要应用价值。

(2) 在口腔正畸中的应用：正畸患者由于需要长期戴固定矫正器，易出现食物滞留，牙齿最难清洁的部位是托槽间牙面、牙龈缘及牙齿邻接位置，长此以往会形成菌斑，对牙周组织产生刺激作用，对其牙周组织健康产生影响。固定矫正器不可避免地使口腔卫生维护的难度增加，同时也增加了维护的重要性。牙周维护在正畸的应用中能够显著提高患者口腔清洁度，减少菌斑形成，定期牙周维护可以降低患者固定正畸过程中牙周疾病的发生。牙周维护有利于固定正畸治疗患者的牙周健康，比单纯进行口腔卫生宣教更好地降低牙周不良反应，同时能很好地提高患者的依从性。在正畸综合治疗过程中，认真清洁矫治器托槽、带环与龈缘之间的区域，清理的辅助卫生工具包括经常使用橡胶牙签和邻间隙刷，保持良好的口腔卫生，一旦出现炎症表现，应立即看牙周病专科，及时控制炎症，对未达到牙周组织健康的牙齿进行正畸治疗，不仅无法达到治疗目的，还会加重、加速牙周组织的破坏，甚至使牙周病患牙脱落。通常中度牙周损害的患者 2～4 个月需进行 1 次牙周维护治疗以保证牙周健康。对于重度牙周损害的患者，需注意的是缩短牙周维护治疗的间隔时间，其频率与正畸复诊加力调整的频率保持一致。复方氯己定含漱液、西吡氯铵及中草药牙得安牙粉也能够作为固定正畸患者的牙周维护措施。因此，对于伴有牙龈炎、牙周炎固定矫正的正畸患者在治疗时进行常规的牙周维护非常必要，引导患者养成良好的口腔卫生习惯，保持口腔清洁，减少菌斑形成，强调牙周维护对正畸矫治效果的重要性，以利于正畸治疗计划的顺利完成。

(3) 在口腔修复中的应用：牙周维护在固体义齿修复、可摘局部义齿修复中至关重要，关系到修复体的修复成败和使用寿命。固定义齿修复后，患者的基牙及固定义齿未进行定期牙周维护，导致牙菌斑增多，引起许多牙周问题，这是导致修复失败的最常见原因及并发症，不实施牙周维护患者如果其间隔复诊时间＞6 个月，就会导致其牙周微生物致病菌显著增加。修复治疗中的维护治疗分为临床医生制作过程中的牙周维护和患者使用过程中的牙周维护。 在实施修复前，首先需要对基牙进行牙周龈上洁治、龈下刮治和根面平整，建立健康的牙龈和龈沟。义齿修复后，患者的口腔环境发生了变化，义齿戴入形成了新的菌斑滞留区，也对部分基牙增加了负担。如果不能做好牙周维护工作，义齿修复会产生新的问题。如基牙松动与疼痛，基牙龋坏，牙槽骨的吸收以及义齿性口炎等。临床医生制作的修复体完成的同时，要指导患者如何进行个人日常牙周维护。最简单也是最有效的方法便是每日早晚刷牙 3min。可以配合使用漱口水、牙线、牙间隙刷等有效清除滞留的细菌。此外，对于固定义齿的桥体使用牙间隙刷重点去除邻间隙的菌斑和食物残渣，对于可摘除义齿用清洁片浸泡，可有效去除附着在义齿表面的细菌、真菌、烟渍及食物残留，防止其对口腔卫生进行二次污染。如果出现牙石堆积、牙龈红肿、出血等情况及时进行牙齿洁治及牙周刮治。因此，强调定期的牙周维护在义齿修复的重要性。

(4) 在口腔种植中的应用：随着口腔种植骨重建技术的日益成熟，种植修复学在医学领域逐渐受到重视，种植修复已广泛应用于局部或全口牙缺失的患者。种植修复并行使功能后，由于患者对种植修复后的牙周维护重视程度不够，菌斑堆积。菌斑在矿化牙齿表面的黏附力较强，而在钛表面的黏附力较弱，因此种植修复体表面清除菌斑比牙表面容易，但某些种植修复体形态复杂，很难去除其特征性结构区的菌斑，造成种植修复体周围菌斑堆积，刺激机体发生炎性反应，种植修复体周围组织炎病变可突破黏膜屏障及骨组织，导致附着丧失及骨吸收，最终导致种植修复体松动脱落而失败。微生物学研究发现，微生物牙菌斑是种植修复体周围炎发病的始动因子，与天然牙牙周炎相似，都是由口腔厌氧菌引起。种植体修复后的牙周维护是种植修复过程中的一个重要组成部分，是预防种植修复体周围炎的关键，是种植修复体种植成功的重要因素。目前对种植修复体周围炎的治疗方法主要是去除种植修复体周围袋内的微生物，以及对种植修复体表面和骨整合区进行去污染和表面处理。种植修复后时间越长，且伴有牙周病史者，其种植修复体周围炎的发生率升高，而牙周维护能够显著提高种植修复体周围边缘骨稳定性，从而提高种植成功率。关于种植修复体维护方法的选择，牙间隙刷在维护中可以对其牙邻面实施有效清洁，以减少患者牙周菌斑和感染发生率。另外，种植修复中应该依照患者的实际特殊性采用专业工具和方法。医师在对牙周病患者种植修复前，必须要严格掌握牙周病患者种植修复的恰当时机和种植时机，在种植修复完成后，必须要加强对其实施牙周维护和种植体维护。为了保持牙种植修复体周围组织健康，重要的是设立一个有效的维护方案，口腔中有种植牙时，患者应特别注意种植牙的卫生状况，清洁的重点部位是种植牙的颈部以及周围的牙龈组织，应使用软毛、刷毛尖端经过磨毛处理的牙刷。除了坚持每天早晚刷牙 1 次、饭后漱口之外，由于种植牙的颈部一般较天然牙缩窄，尤其是后牙，两牙之间的牙间隙相对较大，使用牙线或牙间隙刷清洁牙齿邻面和牙间隙。种植牙维护治疗的方法为超声波洁治、机械性洁治，洁治需要使用专用的牙周洁治器械，研究证明碳纤维洁治器头的效果更好，不可用普通的牙周洁治器、刮治器等对种植牙进行洁治和刮治，否则会损伤种植体表面。种植义齿的维护治疗是由种植专科医生对种植义齿进行专科检查和对症处理。复诊时间常规在种植修复后1周、1个月、3个月、6个月和1年，以后每半年或1年复诊1次。复诊时间应根据患者的依从性和口腔菌斑控制情况相应调整，依从性差或口腔菌斑控制不良的应增加复诊次数。

定期专业的牙周维护治疗有助于保持正常的口腔微生态环境，以及正常的菌斑生物膜与宿主的相对平衡状态，从而维持牙周组织的健康，为患者临床治疗效果提供有效保障。牙周治疗效果的长期维持及牙周健康与定期牙周支持治疗密不可分。因此，对于医生来讲，在口腔疾病治疗中，应该将牙周维护治疗作为重点实施研究，并将其放在治疗方案的重要位置。

4. 糖尿病患者种植牙后的口腔健康管理

针对2型糖尿病患者来说，在对其进行种植牙手术之后，极有可能导致患者出现微小血管病变等相关方面的问题，同时因为血糖没有得到充分的控制，进而导致伤口不容易愈合，甚至可能出现不同程度的感染和多脏器组织损害等问题。因此，针对该类手术患者来说，要进一步有效做好相对应的血糖控制，严格细致地检测患者是否适合进行手术，同时要为其提供必要的营养支持和药物应用，在更大程度上提升其免疫力和组织愈合能力。如果经过相对应的血糖检测和严格的临床分析，患者可以耐受的话，可种植一颗或两颗，再做全口活动假牙在种植钉上做固位。还有种好几个钉再做全口，对其情况要结合患者的血糖控制水平和实际要求来有效明确，这样才能取得更加良好的种植效果，进而从根本上有效避免或者减少种植牙手术之后的相对并发症或者禁忌证等。

具体的维护方法主要体现在以下几个方面：第一，定期到口腔医生处进行相对应的复查。在半年之内定期到口腔医生处进行相应的复查，这是基本前提，也是口腔维护的首要任务，要充分结合具体的检查结果进行针对性的维护和修复处理等。同时充分确保整体的维护工作更有针对性和时效性，结合医生的具体建议进行针对性的操作，体现出更加良好的牙齿手术之后的恢复效果，提升种植体的稳定性。第二，要着重关注前 3 个月之内的咬合问题。如果出现不同程度的咬合问题，要在第一时间与医生进行联系，然后进行针对性的修复处理，同时在半年之内要着重做好牙齿周围牙槽骨的恢复情况，对牙齿周围的牙石等相关部分进行充分的分析，进一步明确导致牙齿不稳定或者种植体出现松脱等相关方面的影响因素，并且从根本上进行排除。种植牙齿完毕之后，按照医生的医嘱进行严格细致的定期复查，如果种植体不出现问题的话，也要严格做好牙菌斑的清洁和牙石的处理。第三，要从根本上做好个人的口腔卫生保养工作。要按照医生的医嘱，采用正确可行的刷牙操作方法，每天要养成早晚刷牙、饭后漱口的习惯，确保口腔卫生清洁条件足够良好，进而从根本上有效规避种植体周围炎症暴发等问题。早晚刷牙的过程中要尽可能应用软毛牙刷或棉花条清洗种植体基台 1 次，刷牙时，要彻底刷干净种植牙牙龈部分，这样才能进一步提升种植牙术后的稳定性和健康度。第四，做好饮食负重保养工作。在针对种植牙进行修复完成之后，要进一步有效做好种植牙的循序渐进的负重保养工作，确保种植牙有一个安全稳定的负重习惯过程，在手术之后的维护过程中不要进食过硬、过韧食物，从根本上有效规避种植牙因为负荷过大对其使用寿命造成负面影响。同时要着重做好人工牙根的维护和保养工作，不能用其大力地咀嚼，以免出现牙根松动等相关方面的问题，导致牙根的周围新形成的骨受影响，以此进一步有效保护种植牙的种植效果。在手术完成之后的第 1 天，可以吃一些全流质食物或者半流质食物，前 3 个月都要尽可能进食软食，3 个月之后再逐步进行正常的饮食，要逐步增加咀嚼食物的硬度，避免受到外力的撞击，不能立刻咀嚼过硬的食物，如果受到撞击，极有可能对牙根造成损伤，如果出现此类情况，要在第一时间进行相对应的检查和处理。

对于糖尿病患者，在种植牙手术之后，有针对性地做好口腔维护工作，严格按照相对应的要求和医嘱定期做好相对应的复查复诊和维护处理，这样可以呈现出更良好的临床疗效，使其种植体的稳定性能够得到显著提升。因此，在实践的过程中要充分做好患者的定期口腔维护工作，确保口腔保持在清洁卫生的状态，确保各类细菌或者炎症能够得到有效的清除，实现规律性的口腔维护和应对管理，至少在半年之内进行相对应的口腔复查复诊和维护，结合患者的实际情况针对性地增多维护的次数，这样可以进一步提升患者种植体的稳定性，切实提升手术之后的治疗效果、治疗总有效率，进而提高患者的生活质量。

四、口腔维护与心理健康

1. 不良情绪与口腔健康的关系

焦虑、紧张、恐惧、抑郁等不良情绪或不良心理的应激反应会引起机体各方面的生理反应，包括口腔特定疾病。一般来说，心理应激原引起的躯体功能改变在刺激作用或威胁情景消失后就恢复，称为心身反应；若应激原过强或作用时间较久则可使反应持续存在但不伴有器质性改变者，称为心身障碍；若伴有或发生器质性变化，则称为心身疾病。在临床实践中后两者是难以区分的，故有时将两者通用。国内外有大量的临床报道证实，部分口腔疾病属于心身疾病，最常见的为口腔黏膜溃疡、牙周病、磨牙症、灼口症、口腔黏膜扁平苔藓、颞颌关节紊乱综合征等。部分的龋病也可由于患者在负面情绪下难以关注口腔卫生造成。

(1) 牙周病与心理压力的关系：国内有研究显示社会心理应激与牙周病成阳性关系；社会心理因素可通过机体的神经 - 内分泌 - 免疫网络增加激素及免疫介质的释放，降低免疫防御能力，改变唾液质量、牙龈微循环及日常行为等引发或加重牙周病，且心理压力分值高的患者牙周疾病的程度重；生活压力与牙周病严重程度显著相关；与经济压力相关的心理压力和忧郁是患重度牙周病的危险指征之一。

(2) 复发性口腔溃疡与心理压力的关系：复发性口腔溃疡和心理压力有一定的相关性，可以说是典型的心身疾病之一。另外，有学者认为复发性口腔溃疡和性格有关，复发性口腔溃疡发病率显示男性略高于女性。

(3) 磨牙症与心理压力的关系：磨牙症属于典型的心理应激表现，其主要对应的心理应激模式就是焦虑和心理承受力过大。

(4) 各型龋病与心理压力的关系：龋病的患病率也有相当比例，但因很难确定龋病与心理的关系，所以还不能有肯定性的结论。不过，在经受家庭成员罹患重病的人群中，对口腔卫生降低需求和减少关注力也在正常心理范围内。

总而言之，由心理压力导致、引发或诱发口腔疾病的总体概率达到90%；高发疾病主要为牙周病、复发性口腔溃疡、磨牙症。

2. 正畸后口腔维护与患者心理

正畸后的护理因正畸治疗周期较长，患者的心理状态多处于变化中，包括担心、疑虑、过高的期望、急于过早结束治疗、不愿遵医嘱配合治疗等，应针对不同心理状态，给予患者热情而耐心的解释说明，让患者及家属认识到正畸治疗的成功是患者和医生共同合作的结果，多与患者交谈，心理护理也非常重要，医护人员用和蔼的微笑，亲切的语言安慰和引导患者正确看待自己的问题，针对不同病例讲解成功的实例，帮助患者树立信心，解除思想顾虑。正畸治疗结束后，被动戴保持器以维持疗效是正畸治疗的必要程序。教会患者正确佩戴保持器，向患者及家属说明保持器的重要性，并要求定期复诊。因患者治疗效果已达到，容易忽视保持阶段的配合，因此一定要强调如果不配合保持器戴用，非常有可能复发。对于美观要求较高的患者，可采用透明美观的压缩式牙合垫保持器或选用隐形美观的保持器，即在牙齿舌侧粘接多股的"麻花丝"，以减少患者的不适感。

对于成人患者来说，正畸治疗对他们正常的工作、学习及社交等产生一定的影响，个别患者会有自卑心理；有的患者对正畸治疗精神负担较重，也有患者对正畸治疗抱有过高的或不切实际的期望，因此，医师应向患者说清楚，她们的付出、最终收获的治疗效果，以及可能存在的并发症，认真解释有关问题，使患者对正畸治疗充分理解，对治疗充满信心。将舒适四手操作护理用于口腔正畸护理工作中，将"人性化"的舒适护理理念融入正畸治疗的整个护理中，不仅得到了患者和家属的满意和信赖，也提高了正畸护理服务的质量。随着社会的发展，社会竞争与压力的增长，人们的心理问题越来越多，正畸门诊患者的心理问题也不可避免地增多。如果忽略患者的心理问题而只进行单一的正畸治疗，有时治疗结束后患者对效果仍不满意，因此，正畸治疗配合"人文关怀"和一定的心理疏导就显得越来越重要了。充分运用心理干预，使以往的被动护理变为主动护理，也体现了生物医学模式向生物－心理－社会模式的转变，从而使医护人员更好地为患者服务。

参考文献

[1] 张春辉，林晓萍 . 牙周维护在口腔治疗中的临床应用现状 [J]. 口腔医学，2011.

[2] 林莺，潘在兴 . 牙周维护对种植体周围边缘骨稳定性的影响 [J]. 中国口腔种植学杂志，2011.

[3] 黄远亮，陈卫东，黄兰，等 . 口腔种植患者的自我保健与专业维护 [J]. 实用口腔医学杂志，2014.

[4] Holtfreter B, Kocher T, Hoffmann T, et al. Prevalenceof periodontal disease and treatment demands based on aGerman dental survey (DMS IV)[J]. J Clin Periodontol, 2010.

[5] 王家琴，盟玉娥 . 舒适护理在口腔正畸护理中的应用 [J]. 口腔医学研究杂志，2006.

[6] 张楠，王丽芳 . 中国居民口腔健康指南 [J]. 广东牙病防治，2010.

第6章　老年口腔健康管理

据第7次全国人口普查结果显示，截至2020年底，我国≥60岁人口达2.64亿人，占全国总人口的18.7%。社会人口老龄化带来一系列健康问题，口腔健康问题是其中之一。随着年龄的增长，口腔结构和生理功能出现衰退，口腔组织修复能力减弱，加之老年人常患有多种慢性疾病，且认知功能、运动功能、执行有效口腔卫生的能力减退，以及多重用药等的影响，老年人口腔健康问题的易感性增加。

目前，我国老年人口腔健康问题较为严重，据我国第4次全国口腔健康流行病学调查显示，65—74岁年龄组人群患龋率为98.4%，牙周健康率仅为13.6%；生理性唾液分泌减少和药物不良反应导致的口干在老年人中常见，且口干与龋齿增加相关；部分老年人入院后患者角色强化，在疾病完全不影响下床活动及生活自理的情况下，常忽略基本的个人卫生，导致住院老年人的口腔健康明显不如非住院的老年人。老年人口腔健康状况及老年人的生活质量与心脏病、糖尿病和阿尔茨海默病等慢性疾病息息相关。口腔卫生不良、龋齿和口干影响进食，导致老年人味觉下降，甚至营养不良；牙齿缺失、松动或假牙影响老年人说话、吞咽和社交，对老年人的生活质量产生不利影响。因此，老年人口腔问题必须受到重视。

为响应世界卫生组织（WHO）对牙齿健康的标准，即80岁的老人至少应有20颗功能牙及我国《健康口腔行动方案（2019—2025年）》中的倡导，老年人应关注口腔健康与全身健康的关系，我们要加强对老年人的口腔健康管理，积极开展龋病、牙周疾病和口腔黏膜疾病防治、义齿修复等服务，促进老年人口腔健康及整体健康。

一、根面龋管理

根面龋是指发生在牙根表面的龋坏，病变常起始于牙骨质并累及牙本质，多发于牙齿邻面、沿水平方向进展呈"浅碟状"，起病隐匿、进展速度快，最终可形成环绕牙根的环形损害，常引发牙齿疼痛、牙折，形成残根，影响牙齿正常咀嚼功能。随着现代口腔医疗水平的进步和人们口腔保健意识提高，口内牙齿留存时间得到明显延长，根面龋成为老年人口腔常见疾病中尤为突出的问题。根据《第四次全国口腔健康流行病学调查报告》，2005—2015 年的 10 年间，根面龋的患病率也随着年龄的增加陡然提高。在 55—64 岁年龄组中，根面龋患病率为 51.0%；而在 65—74 岁年龄组中，根面龋的患病率则提高到了 61.9%。

老年人根面龋的发生不仅与口腔解剖及生理特点相关，更与人群特点有密切联系。由于增龄性原因和牙周病，老年人牙龈退缩非常普遍，牙根暴露增加造成根面龋发生增多。此外，由于老年人口腔内修复体较多，客观上增加了菌斑控制的难度。加之老年人行动不便，难以彻底清洁口腔，也成为老年人根面龋发生不可忽略的因素之一。除了病理性因素（舍格伦综合征、头颈部的放射性治疗、一些常见药物的使用，如降压药物、降低胆固醇药物、镇痛药、过敏和哮喘病药物），老年人由于唾液腺萎缩出现生理性唾液减少，同样也会提高根面龋发生的风险。

根面龋充填治疗时隔湿效果差、治疗难度大、预后效果不佳，是龋病治疗工作中的难点。因此，加强对根面龋危险因素的控制，实现根面龋的早期预防，是老年人根面龋管理的重要内容，对提高老年人的生活质量具有重要意义。

1. 口腔卫生指导

牙菌斑生物膜是造成龋病发展的始动因子。根面龋的发生与根面的菌斑有直接因果关系，对老年人进行正确的口腔卫生指导有助于抑制根面的牙菌斑，消除引起根面龋的条件。

帮助老年人养成正确的刷牙习惯，每天至少彻底清洁口腔 3 次（早、午饭后，睡觉前），每次 3 min，使用含氟或消炎牙膏、软毛小头牙刷刷牙，使用改良 Bass 刷牙法或水平颤动拂刷法，避免用力横刷。学会使用牙线和间隙刷，也可以降低老年人根面龋的发生。老年人牙龈常存在不同程度的退缩，软糯食物容易积留于牙面和牙缝，且不易发现，故每次饭后鼓漱、使用牙线很重要；牙龈乳头退缩，存在较大牙间隙处可选用间隙刷；冲牙器可起到增加牙菌斑清除效率，帮助促进牙龈血运的作用，饭后及刷牙前可使用冲牙器高力度档辅助清洁，低力度档按摩牙龈。定期进行口腔健康检查，及时发现根面龋发生的危险因素，也是预防根面龋的一个重要部分。

2. 碳水化合物摄入量的控制

可发酵的碳水化合物（糖、淀粉类）是细菌获取动力的主要来源，过多或频繁地摄入碳水化合物将增加龋病患病风险。老年人因咀嚼力下降，日常多进食精加工碳水化合物，这类食物易咀嚼，但因黏稠度较大，常滞留堆积在牙面，影响口腔卫生状态，增加龋病患病率。每日糖摄入量<25g，或用非致龋性甜味剂（糖醇）替代可发酵的碳水化合物能够使糖的摄入量及使用频率下降，从而最大限度地减少患龋风险。

3. 提倡戒烟或少吸烟

吸烟与龋病密切相关。烟草中的尼古丁可削弱唾液的缓冲能力，下调pH水平，减少唾液中抑制细菌黏附的sIgA分泌，增加促细菌附着的淀粉酶分泌，促进了菌斑形成。同时，尼古丁可促进变异链球菌在菌斑中的生长繁殖，并通过促进变异链球菌与白色念珠菌的协同生长，使菌斑微环境失调，最终增加龋病患病率；与未吸烟人群相比，吸烟人群发生牙龈退缩的位点更广泛。目前研究表明，吸烟可通过影响龈下菌群组成、改变机体免疫反应、影响中性粒细胞趋化性、上调炎症因子、增加胶原酶活性及降低牙龈血管比例等途径促进局部牙槽骨吸收、牙龈退缩，加重牙周破坏程度。牙龈退缩合并致龋微环境，增加了吸烟人群患根面龋的风险；并且吸烟人群与非吸烟人群相比，个人学历及经济社会地位可能较低，就诊意识和医从性稍差，易养成不良的饮食及口腔卫生习惯，具有较高的患龋风险。

中国疾病预防控制中心2015年调查报告显示，我国老年人群吸烟率约为19%，情况较严峻。老年人身体机能衰退、抗应激能力下降，更易因吸烟出现口腔疾病。临床中应重视老年人群的吸烟习惯及影响因素，有效对这一危险因素进行控制与预防，降低口腔疾病患病率。

4. 及时拆除不良修复体

随着我国老年人口增加、老年人生活质量要求的不断提高，老年人牙列缺损修复比例逐年增加。局部可摘义齿（RPD）因适应证广、费用低等优点，成为大部分老年人的修复选择。RPD 的应用较为广泛，但对口腔状态存在不良影响。不规范佩戴 RPD 可导致口内菌斑沉积、牙龈退缩等不良状态。有研究表明，长期佩戴 RPD 会使根面龋发病率显著增加，认为 RPD 的使用可导致基牙牙龈退缩，并且可通过阻碍口腔清洁，导致口内卫生状态不佳，增加牙龈退缩及根面龋患病率。当修复体影响口腔良好卫生状态的维持时，应尽早发现、处理，避免口腔健康状态进一步恶化。

5. 氟化物的应用

使用氟化物能有效降低龋病患病率及进展速度，氟离子通过抑制细菌产酸、黏附牙面达到预防龋病的目的。第四次全国口腔健康流行病学调查结果显示，我国 89.7% 的老年人在日常口腔清洁中使用牙膏，但仅 10% 的受试者明确指出所用牙膏含氟；同时随着年龄增长，对氟化物的防龋功效了解率逐渐下降，在 65—74 岁老年人群中氟知晓率低至 8.5%。老年人群因口腔健康意识薄弱，未充分了解适量氟暴露对降低根面龋患病率的有利影响，常导致氟暴露不足，可能影响根面龋患病率。

目前各种类型的氟化物已应用于临床，包括社区化应用、个人日常应用和专业人士应用。个人日常使用的包括含氟牙膏和含氟漱口水，需要专业人士实施应用的是氟保护漆、含氟凝胶和含氟泡沫等。

(1) 含氟牙膏：日常刷牙习惯性使用含氟牙膏是根面龋的第一道防线。含氟牙膏价格便宜，方便使用，是目前应用范围最广的一种局部用氟方式。其中主要成分为氟化钠或氟化亚锡，牙膏内的氟离子浓度越高，对根面龋的防治作用越强。

(2) 含氟漱口水：含氟漱口水主要作用为去除滞留的食物残屑，并能抑菌和抑制脱矿作用。每天使用含 0.2% 氟化钠（NaF）的漱口水可以显著减少老年人的根面龋的发生率；与使用含 NaF（氟离子含量达 1400ppm）的牙膏和含 NaF（氟离子含量达 250ppm）的漱口水相比，同时使用含氟牙膏和漱口水根面龋发生量减少 25%。但是不能将使用漱口水作为替代刷牙的方法，原因是长期使用漱口水可能会引起口腔菌群的失调。

(3) 含氟凝胶 / 含氟泡沫：其主要成分为酸性磷酸氟（APF），由于含氟泡沫体积膨胀，用量要比凝胶少 1/5～1/4，但牙釉质对氟的摄取基本相同，故氟泡沫的氟用量更少、更安全。应在专业口腔医生指导下，预防根面龋的发生。

(4) 氟保护漆：氟保护漆主要成分为 NaF 和氟化氨银（SDF），能缓释氟离子，具有在牙面滞留时间久，用量少，操作简便，使用频率低的优点。推荐最佳方法为涂氟次数每年 2 次。

6. 抗菌药物的应用

龋病是在以细菌为主的多种因素的影响下，牙体硬组织发生慢性进行性破坏的一种疾病。由于抗菌药物可以直接作用于牙本质龋，已被证实可用于预防老年人根面龋。抗菌药物包括氯己定及氟化氨银。近年来，臭氧在龋病抗菌方面也发挥着越来越重要的作用。

(1) 氯己定：氯己定可以牢固地结合在口腔细菌的细胞壁表面，通过其对细菌细胞膜的介导作用，起到杀菌的作用。每个月涂擦氯己定 – 麝香草酚清漆 3 次可以减少根面龋的发生速度和病变的生长速度，尤其对于口腔卫生差的老年人和高患龋风险患者尤为适用；氯己定作为阳离子型表面活性剂，能使表层氟穿透量增加，因此氯己定与氟化物保护漆可联合应用，效果显著。

(2) 氟化氨银：氟化氨银是一种含有氟离子和银离子的碱性溶液，它一方面可以抑制致龋细菌的生长；另一方面可以与羟基磷灰石反应，促进龋损组织的再矿化，且能通过抑制胶原酶和蛋白酶的活性，降低牙本质中胶原蛋白的溶解。有研究发现，通过每年 1 次氟化氨银、口腔卫生指导，外加 2 次口腔健康教育，可以预防根面龋发生，并遏制已经发生的根面龋继续加重。但是，由于使用氟化氨银可能会导致牙面变色，适用于不容易暴露在美学区域的牙根根面。

(3) 臭氧：臭氧是一种强氧化剂，对革兰阳性菌、革兰阴性菌、真菌和病毒均有杀灭效果。研究证实，臭氧可有效逆转和中止未形成龋洞的早期根面龋。由于独特的传输系统，臭氧并不会大量泄漏到口腔中造成人体中毒，安全性佳。同时，臭氧的发生原料来自空气，因此成本低廉，加之分解后臭氧生成无毒害氧气，对环境友好。

二、义齿的清洁与维护

中国正逐渐步入老龄化社会，根据联合国数据报显示，2050年我国老年人口将达到4亿以上。由龋病、牙周病和老年退行性变等多种原因造成的牙列缺损或缺失人群越来越多，而可摘局部义齿和全口义齿价格低廉和适应证广泛，仍是目前国内牙列缺损或缺失主要的修复治疗方法之一。但是，义齿修复可能破坏口腔原有的微生态平衡，为口腔微生物的生长和定植创造条件；而且由于义齿的特殊理化性能，如义齿表面粗糙度、义齿材料表面自由能等，使其表面更易形成菌斑；此外，义齿佩戴患者对维护义齿清洁的重要性认识不够、清洁义齿时方法不当、清洁不彻底均将导致义齿的不洁。不洁的义齿可能会导致多种口腔疾病，如义齿性口炎、龈缘炎、龋病、口臭等，甚至引起肺部和胃肠部感染，同时也大大地影响了义齿的美观和功能。因此，保持义齿的清洁在维护患者口腔甚至全身健康中都至关重要。

全口义齿的清洁方法主要有物理和化学两种方法，其中物理方法简单易行，成为大多数人的首选方法；化学清洁的方法近年来在患者间的普及率逐渐上升，但患者对化学清洁方法的使用仍不如物理方法频繁。

1. 清洁义齿的物理方法

(1) 机械刷洗：机械刷洗是利用牙刷的机械摩擦刷洗义齿，该方法是最简单的清洁方法，也是目前最为常用的方法。机械刷洗能够有效控制义齿菌斑、茶垢、烟渍，并且促进义齿佩戴者的口腔健康状况。此外，机械刷洗可以帮助去除浸泡型义齿清洁剂未能除尽的菌斑生物膜，防止菌斑再次生成；但是单纯地机械清洁菌斑清除率较低，常与化学清洁联合使用以提高清洁效果；同时，长期的机械刷洗可能使义齿过度磨损，增加义齿表面的粗糙度，加速菌斑的再次附着。

机械刷洗常配合膏型义齿清洁剂使用。膏型清洁剂成分与牙膏相近，主要包括研磨剂、湿润剂、清洁剂、芳香剂、表面活性剂等。其中，研磨剂是膏型清洁剂的主要成分之一，对增强清洁效果非常重要。影响研磨剂作用效果的因素有研磨剂的颗粒大小、颗粒硬度及颗粒经过底物时的速度和力度。过强的研磨性能会造成义齿伤害性磨损甚至破坏，影响其色泽和佩戴的舒适度。因此，应注意尽量选择性能适中的研磨剂。

(2) 超声清洁：该方法利用超声去除义齿表面的菌斑、烟渍和茶垢，而且对义齿的磨损较小，不会降低义齿表面的光洁度，也是一种比较常用的方法。但超声清洗必须由专业人员操作，且单独用于清洁义齿效果并不理想，常需要与化学方法结合使用。

2. 清洁义齿的化学方法

化学清洁方法主要是使用义齿清洁剂浸泡义齿，义齿清洁剂的成分主要有次氯酸盐、过氧化物、酸、酶等，此外一些口腔含漱剂、义齿消毒剂也可偶尔用于义齿的清洁。由于不同的化学清洁剂含有的主要成分不同，它们的除菌效果及对义齿的影响各有差异。通常一种清洁剂产品中含有多种成分以提高除菌效果，降低对义齿的损害。

(1) 次氯酸盐：次氯酸盐溶于水后产生活性氯，有较强的杀灭各种义齿材料表面细菌和真菌的作用，同时还可以抑制菌斑和牙石的形成，去除牙着色。但次氯酸盐类义齿清洁剂腐蚀性较强，既能腐蚀义齿的金属成分，使其失去光泽，也能影响义齿基托树脂颜色的稳定性和弯曲强度。

(2) 过氧化物：过氧化物是多数化学清洁剂的主要活性成分之一，作用机制为利用过氧化物溶于水后生成活性氧产生杀菌作用，同时通过产生氧气泡达到物理清洁作用。其代表有过硼酸钠、过硫酸钾、单苯二酸等。此类清洁剂对义齿表面的早期菌斑和污渍的去除效果比较好，但缺点是其氧化作用强，可能改变义齿树脂的颜色，甚至漂白树脂，特别对软衬材料和自凝树脂的破坏比较明显。

(3) 酸制剂：酸制剂主要包括次氯酸、磷酸等无机酸和乙酸、枸橼酸、苯甲酸等。该成分杀菌作用强，能有效去除义齿表面的菌斑、牙石和着色，且酸制剂类义齿清洁剂对基托树脂颜色的稳定性最佳。但其缺点是对金属有较强的腐蚀作用，对人体的皮肤、黏膜和眼部有刺激作用。

(4) 活性酶成分：活性酶主要包括蛋白水解酶、酵母水解酶、淀粉酶、葡聚糖酶、溶菌酶等。其中，微生物来源的酶效果最显著。菌斑内的糖蛋白、黏蛋白和黏多糖等被酶所分解，因此难以在义齿表面形成菌斑和牙石。酶既可杀灭细菌和真菌，还可以有效地抑制菌斑的形成，而且对义齿组成材料的影响较小。但单一使用其清洁效果较为有限，故该类清洁剂多与其他成分组成复合剂型，以提高其清洁效果。

(5) 口腔含漱剂：口腔含漱剂类主要为低质量浓度的氯己定溶液，被多数医师推荐用于义齿性口炎治疗期间义齿的消毒。

(6) 义齿消毒剂：主要有氯己定和乙醇等。氯己定有较强的抗真菌特别是白色假丝酵母菌的 作用，但是这类消毒剂会使义齿着色、漂白、附上难闻的气味。因此，此类消毒剂只能偶尔用于义齿的清洁，不能长期使用。

单纯地物理或化学方法各有其优缺点，两者联合应用可相互取长补短，是目 前较为推荐的清洁方法。物理清洁能去除化学清洁后的残余菌斑，而化学方法能减少过度刷洗产生的划痕。这样既提高了菌斑清除率，又降低了对义齿的损害，在不缩短义齿使用寿命的前提下，保证义齿的清洁。一种较为合理的清洁义齿的方法是：每餐后用软毛牙刷或冷水清洗义齿；每晚睡前摘除义齿，用清洁剂浸泡义齿，根据选用的义齿清洁剂的使用说明书将义齿浸泡于合适温度的义齿清洁剂溶液中，并浸泡适当的时间，然后再用冷水仔细冲净并于冷水中浸泡过夜。在此基础上，患者可每隔 1 个月，用消毒剂对义齿进行一次消毒。方法为将义齿浸泡在消毒剂中约 30min，然后再用冷水仔细清理干净。

因此，在临床工作中，医生给患者佩戴义齿前应对义齿表面进行认真抛光，降低义齿表面的粗糙度，以减少菌斑的附着。同时医生应重视对义齿清洁维护知识的宣教，让患者认识到义齿清洁的重要性，并指导患者采用正确、有效的方法清洁义齿。作为患者应当积极配合医生，按照医生的指导认真清洁义齿。通过医生和患者的共同努力来维护义齿的清洁。

三、口腔健康锻炼（口腔功能锻炼）

头颈部恶性肿瘤、颞下颌关节盘不可复性移位等疾病治疗后的患者，初戴全口义齿的老年人，以及老年衰弱患者和脑卒中患者，其口腔功能（吞咽、张口、咀嚼、语音）均可能受到一定程度的影响。进行口腔功能锻炼，可以使患者逐渐恢复口腔功能，提高生命质量，间接减轻家庭负担。

1. 吞咽功能锻炼

(1) 屏气吞咽：患者练习长吸气，屏住呼吸，吞咽空气，完成后立马咳嗽。

(2) 口腔运动锻炼：包括唇的运动锻炼、下颌、面部及颊部运动锻炼、舌及软腭的力量及运动锻炼。其中，唇、下颌、面颊部的运动锻炼一般包括用力闭唇锻炼、下颌前伸及侧方运动、口角侧方运动、面颊部按摩。舌的运动锻炼包括舌肌主、被动康复锻炼，例如舌主动前伸、侧方、上抬运动；使用吸舌器吸紧舌前部，牵舌向上下左右前伸后缩的阻力或助力运动；也可以用舌头将放在唇边的压舌板向各个方向推动，练习舌的灵活性，用压舌板抵抗舌根部，练习舌根抬高。

(3) 摄食法：先进行空口吞咽动作练习，然后用小汤匙从健侧喂少量温水，借助舌根部肌肉及咽侧壁肌肉运动将水咽下，锻炼时注意逐次增加饮水量，缓慢进行，避免发生呛咳。

(4) 寒冷刺激法：用冰冻过的长棉签刺激软腭、舌根及咽侧壁，在患者发音时，刺激吞咽反射。

目前临床上应用最广泛的吞咽功能评估方法是洼田饮水试验。

具体方法：患者取坐位，饮温水 30ml，观察饮水过程及记录时间，并记录患者的咳呛次数。

评定分级：Ⅰ级（优），能顺利地 1 次将水咽下；Ⅱ级（良），分 2 次以上，能不呛咳地咽下；Ⅲ级（中），能 1 次咽下，但有呛咳；Ⅳ级（可），分 2 次以上咽下，但有呛咳；Ⅴ级（差），频繁呛咳，不能全部咽下。

2. 张口锻炼

由手术或放疗引起的张口受限，相关黏膜的纤维化及瘢痕组织形成较长时间，随着组织瘢痕的成熟，张口锻炼对缓解张口受限效果欠佳，因此应在治疗后尽早进行张口锻炼。康复锻炼可以促进颞下颌关节的转动与滑动功能，防止关节僵硬，同时促进局部血液循环，缓解咀嚼肌张力，预防肌肉萎缩，能有效改善局部和整体功能。张口锻炼有被动和主动张口锻炼。

(1) 被动张口锻炼：用橡皮擦将颌间固定物取下，患者张口，将橡皮擦窄端置于上下磨牙之间，两侧磨牙交替锻炼。

(2) 主动张口锻炼：做最大幅度的张口练习，配合锻炼唇部、颊部、颈部的肌肉运动。具体内容及方法如下。

① 叩齿锻炼：上、下排牙齿相互撞击，用力不宜过大。叩齿次数约30次。

② 开口与闭口锻炼：用力张大口，持续5s后闭口，循环锻炼约5min。

③ 磨牙锻炼：上下牙齿咬合面交替做侧向与前伸磨牙锻炼，下前牙前伸时要尽量超过上前牙，反复练习持续时间约5min。

④ 咀嚼肌锻炼：闭住口唇向外鼓气，让腮部最大限度鼓起来，保持鼓气状态10s还原，然后放松再将两侧颊部向口腔前庭部用力吸纳，使颊部尽量凹陷，同样保持10s还原，颊部鼓气与吸纳交替锻炼约5min。

⑤ 颈部肌肉锻炼：头颈部上、下、左、右摆动，缓慢拉伸及放松颈部肌肉，幅度不宜过大，持续锻炼时间约5min。

⑥ 舌肌锻炼：舌前伸、后缩、卷动等动作练习约5min。

⑦ 颞颌关节处及周围局部肌肉，用双手由上至下环形轻柔按摩约5min，当出现皮损时停止按摩，等皮肤创面愈合后再进行。全套动作完成每次40～50min，每日早、中、晚锻炼3次。

3. 咀嚼功能锻炼

(1) 嚼口香糖法。

(2) 咀嚼肌功能训练法，为期3个月。①开闭口运动：嘱患者每天进行开闭口训练，拇指按上前牙切缘，食指按下前牙切缘，尽量大张口，使用手指力量帮助张口，每次 30 个循环，每天分 3 次进行。②下颌侧方运动，下颌向左侧或右侧运动，运动幅度为 5mm，轻微张口，用手掌对抗下颌，静止保持 10s，再同法进行对侧运动，每次 30 个循环，每天分 3 次进行。

4. 发音功能锻炼

语音功能训练主要包括以下三个方面。

(1) 从简单发音到复杂发音训练：按音素→音节→词组→句子 → 短文训练，可按照舌尖前音（/z/、/c/、/s/）、舌尖音（/d/、/t/、/n/、/l/）、舌尖后音（/zh/、/ch/、/sh/）、舌面音（/j/、/q/、/x/）、舌根音（/g/、/k/、/h/）分组进行训练。借鉴北京大学唇腭裂治疗中心常用"他去无锡市，我到黑龙江"（ta qu Wuxi shi, wo dao Heilongjiang）这句话，该句包括了有代表性的元音和辅音，指导患者反复练习，语速由慢至快。鼓励在生活中创造良好语境，多用普通话交流。

(2) 练习困难发音：由于舌体缺损，造成舌尖音、卷舌音及舌背与软腭形成的语音较困难，如"得""啦"等。护士将这些字词列成表，对患者进行针对性训练，并打印 1 份交给患者或家属作为练习材料。对坚持语音训练且有进步的患者给予奖励，提高患者的训练热情和勇气。

(3) 纠正异常发音：以"汉语语音普通话测试字表"为标准，播放训练师正确发音，录下患者的异常发音，指导患者跟随正常的语音进行练习，模仿训练者发音时的嘴型及唇、齿、舌运动位置，对照镜子纠正自己的异常发音。

四、食物嵌塞与牙周健康

食物嵌塞是临床上常见病，在中老年患者中发病率达 70%。指在咀嚼过程中，由于咬合压力的作用或牙龈退缩导致食物碎块或食物纤维楔入或滞留于天然牙或修复体的牙间隙内的现象，是导致局部牙周炎症和破坏的常见原因之一。若不能及时清理嵌塞的食物，则很容易影响邻牙及邻近牙周组织的健康，影响患者的生活质量。两者互为因果恶性循环，牙间食物嵌塞能使患者感到牙被挤压、胀痛和不适，嵌塞的食物发酵、腐败、产酸及细菌生长、繁殖。产生内外毒素使牙龈红肿充血、糜烂，由此进一步使菌斑聚集和牙石形成，久之造成牙龈萎缩、牙颈部暴露、牙本质过敏和牙颈部龋坏。牙周炎症的结果造成牙槽骨吸收、牙齿发生不同程度松动、移位；牙齿之间接触点改变，使全口牙齿发生多部位食物嵌塞，牙齿移动，造成牙齿受力分布不平衡，牙齿出现咬合创伤，牙槽骨吸收加快，牙齿更加松动，形成恶性循环而出现食物嵌塞的机会更多。

1. 老年人食物嵌塞的原因

(1) 老年人垂直型食物嵌塞：引起老年人垂直型食物嵌塞的原因如下。

① 牙齿之间不良的邻接关系：天然牙邻面接触区的正常间隙为0.04～0.09mm，当间隙为0.1～0.3mm时最易发生食物嵌塞，龋坏牙、错位牙、扭转牙、倾斜牙、松动牙等造成相邻的牙齿之间邻接关系异常，或者邻接区的位置、形态、大小异常。

② 对颌牙异常咬合力：多由牙齿异常形态造成异常的咬合力或楔力，如过锐的牙尖，或倾斜牙的牙尖，将食物楔入两牙之间。

③ 不良的食物溢出道：牙冠磨损、发育的形态异常或修复体形态不良，导致食物溢出道异常，不利于食物溢出而嵌入两牙之间。

④ 咀嚼功能下牙齿的异常移动：牙周病情况下，牙齿松动，相邻牙齿之间的位置关系不稳定，食物在咀嚼力的作用下，压入两牙之间。不良的口腔清洁习惯会加重食物嵌塞。

(2) 老年人水平型食物嵌塞：老年人水平型食物嵌塞增多，常见原因如下。

① 老年人面颊部肌肉张力下降，肌肉松弛，牙列内外方向与前后方向的动力失衡，尤其是来自唇颊侧束缚牙弓的力量减少，牙弓易受舌侧力量而向外扩大。

② 牙齿磨耗随着年龄的增加而逐渐明显，全牙列的邻面持续磨耗以代偿牙弓连续向前移动；咬合面的磨损代偿牙周组织老年性退缩引起的临床牙冠增加，但牙冠的磨损可导致邻牙接触和牙齿的边缘嵴消失，邻牙间隙增大，食物易被压入邻牙间隙，造成水平嵌塞。

③ 牙龈退缩，一方面老年人群本身有生理性牙龈退缩，使邻牙间出现嵌塞间隙；另一方面，一些病理性因素，如牙周病引起的牙槽骨缺失致牙龈退缩，龈外展隙过大，从而导致食物嵌塞（图 6-1）。

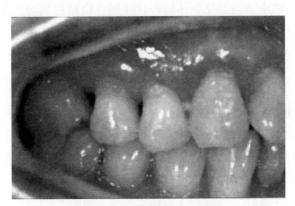

▲ 图 6-1　牙龈退缩引起的食物嵌塞

引自罗云，任杰 . 临床食物嵌塞病症的常见病因分析及序列治疗 [J]. 国际口腔医学杂志，2016, 43(1):4.

2. 食物嵌塞对老年人牙周健康的影响

食物嵌塞对牙周组织的主要影响包括：①食物在邻牙间隙内压迫牙龈而产生急性或慢性的牙龈胀痛；②长期的食物嵌塞可引起局部牙龈炎甚至牙周炎，邻牙牙槽骨角形吸收，最终受累牙齿松动脱落。

3. 防治措施

(1) 口腔卫生宣教：使广大老年人了解和认识食物嵌塞、牙周疾病及其危害，引起足够的重视，早发现，早就诊，早治疗，预防和避免食物嵌塞的发生。许多老年人对于食物嵌塞引起的牙龈炎症、牙龈萎缩缺乏足够的认识，当并发牙周损害、牙齿松动时才来就诊。有研究表明加强口腔保健教育有利于减少相关系统疾病和牙周病的发生，提高患者的生存质量。为此我们应当引起足够重视，做好卫生宣教工作，对于理解或沟通困难的老年患者，可选用挂图或者播放视频等形式。

(2) 口腔保健：掌握正确的刷牙方法及牙签、牙线的使用；每日用手指按摩牙槽数分钟，可促进牙周及根尖组织的血液循环，增强牙周组织的抗病能力；坚持叩齿，上下牙轻叩，每日 2 次，每次 5min。叩齿可加强口腔肌群的活动，产生咀嚼效果，刺激唾液腺体分泌唾液，保持牙齿及口腔黏膜湿度，降低牙周炎的发生；经常做吞咽、弹舌、鼓腮等动作，活动口面部肌肉，防止萎缩退化，还可经常搓唇，将口唇闭合，用右手四指轻轻在口唇外揉搓，直到唇部有发热感为好，这样能改善口唇部的血液循环，增强面部抵抗力。

(3) 及时处理牙体问题及牙列缺损：龋坏、扭转牙、错位牙、广泛而严重的咬合面磨损导致的边缘嵴低平、溢出沟消失、相邻牙边缘嵴高低不等或锐利等牙体疾病，大大增加了食物嵌塞的风险，应早期发现，早期处理；牙列缺损久不治疗，除缺牙区自身的改变外，邻牙也会受到影响，最终使邻间龈乳头难以保持理想外形，增加了水平型食物嵌塞的风险，因此及时处理牙列缺损对维护口腔健康是十分有必要的。

(4) 定期的口腔健康检查、合理饮食起居可及早发现问题，解决问题，适时的提出有利于患者的口腔保健或治疗计划。避免辛辣刺激性食物，戒烟酒，破除不良口腔卫生习惯，如拉锯式刷牙、喜食硬物，尤其是不良的剔牙习惯是加速牙周组织进一步损害、加重食物嵌塞的重要原因之一。生活要规律，避免劳累。

参考文献

[1] 王兴.第四次全国口腔健康流行病学调查报告 [M]. 北京：人民卫生出版社 , 2018: 33–37.

[2] Mulic A, Tveit AB, Stenhagen KR, et al. The frequency of enamel and dentin caries lesions among elderly Norwegians[J]. Acta Odontol Scand, 2020, 78(1):6–12.

[3] Yoon MN, Ickert C, Slaughter SE, et al. Oral health status of long-term care residents in Canada: Results of a national cross-sectional study[J]. Gerodontology, 2018, 35(4): 359–364.

[4] 赵彩均，丁福 . 老年住院患者口腔健康状况调查 [J]. 中国护理管理 , 2016, 16 (4): 485–487.

[5] AlBaker AM, AlBaqami FF, AlHarbi TM, et al. Oral health status and oral health-related quality of life among hospitalized and nonhospitalized geriatric patients[J]. J Contemp Dent Pract, 2017, 18(3): 228–234.

[6] Nguyen MS, Jagomägi T, Voog-OrasÜ, et al. Oral health behaviour and oral health status of elderly Vietnamese[J]. Oral Health Prev Dent, 2018, 16 (2): 153–161.

[7] Tonetti MS, Bottenberg P, Conrads G, et al. Dental caries and periodontal diseases in the ageing population: call to action to protect and enhance oral health and well-being as an essential component

of healthy ageing-Consensus report of group 4 of the joint EFP / ORCA workshop on the boundaries between caries and periodontal diseases[J]. J Clin Periodontol, 2017, 44(Suppl 18): S135–S144.

[8] López R, Smith PC, Göstemeyer G, et al. Ageing, dental caries and periodontal diseases[J]. J Clin Periodontol, 2017, 44: S145–S152.

[9] van der Putten GJ, de Baat C, De Visschere L, et al. Poor oral health, a potential new geriatric syndrome[J]. Gerodontology, 2014, 31 (Suppl 1):17 –24.

[10] 凌均棨, 王阿丹. 老年口腔健康评价指数 (GOHAI) 中文版的研制 [J]. 中华老年口腔医学杂志, 2003, 1(3): 129–133.

[11] 辛蔚妮, 凌均棨. 口腔健康影响程度量表的验证研究 [J]. 中华口腔医学杂志, 2006, 41(4): 242–245.

[12] 崔静, 张秀英, 李艳杰, 等. 老年口腔扁平苔藓患者生活质量与心理状况的相关性研究 [J]. 中华老年口腔医学杂志, 2017, 15 (5): 289 –292.

[13] 崔静, 史宝欣, 张秀英. 老年口腔白斑患者死亡态度与生活质量的相关性研究 [J]. 天津护理, 2019, 27(6): 671–674.

[14] Suma S, Naito M, Wakai K, et al. Tooth loss and pneumonia mortality: a cohort study of Japanese dentists[J]. PLoS One, 2018, 13 (4):e0195813.

[15] Graves DT, Ding Z, Yang Y. The impact of diabetes on periodontal diseases[J]. Periodontol 2000, 2020, 82(1): 214–224.

[16] Bascones-Martínez A, Arias-Herrera S, Criado-Cámara E, et al. Periodontal disease and diabetes[J]. Adv Exp Med Biol, 2012, 771: 76 –87.

[17] Abraham S, Premnath A, Arunima PR, et al. Critical appraisal of bidirectional relationship between periodontitis and hyperlipidemia[J]. J Int Soc Prev Community Dent, 2019, 9(2): 112–118.

[18] 骆明旭, 白晨潞, 曾宪涛. 牙周病与心血管疾病相关性的研究进展 [J]. 中国循证心血管医学杂志, 2015, 7(1): 140–142.

[19] Van Lancker A, Verhaeghe S, Van Hecke A, et al. The association between malnutrition and oral health status in elderly in long-term care facilities: a systematic review[J]. Int J Nurs Stud, 2012, 49 (12):1568–1581.

[20] Nibali L, D'Aiuto F, Griffiths G, et al. Severe periodontitis is associated with systemic inflammation and a dysmetabolic status: a case-control study[J]. J Clin Periodontol, 2007, 34(11): 931–937.

[21] López NJ, Quintero A, Casanova PA, et al. Effects of periodontal therapy on systemic markers of inflammation in patients with metabolic syndrome: a controlled clinical trial[J]. J Periodontol, 2012, 83(3):267 –278.

[22] Andriankaja O, Trevisan M, Falkner K, et al. Association between periodontal pathogens and risk of nonfatal myocardial infarction[J]. Community Dent Oral Epidemiol, 2011, 39(2): 177–185.

[23] Zhong LJ, Zhang YM, Liu H, et al. Detection of periodontal pathogens in coronary atherosclerotic plaques[J]. Zhonghua Kou Qiang Yi Xue ZaZhi, 2008, 43 (1): 4–7.

[24] Sanchez P, Everett B, Salamonson Y, et al. Oral health and cardiovascular care: Perceptions of people with cardiovascular disease[J]. PLoS One, 2017, 12(7): e0181189.

[25] Oishi MM, Gluch JI, Collins RJ, et al. An oral health baseline of need at a predominantly African American Program of All-Inclusive Care for the Elderly (PACE): Opportunities for dental-nursing collaboration[J]. Geriatr Nurs, 2019, 40(4): 353–359.

[26] Fiske J, Grifiths J, Jamieson R, et al. Guidelines for oral health care for long-stay patients and

residents[J]. Gerodontology, 2000, 17(1):55–64.

[27] Steel B J. Oral hygiene and mouth care for older people in acute hospitals:part 2[J]. Nurs Older People, 2017, 29 (10):20–25.

[28] Everaars B, Weening-Verbree L F, Katarina JerkovicCosic, et al. Measurement properties of oral health assesments for non-dental healthcare profesionals in older people:a systematic review[J]. BMC Geriatr, 2020, 20(1):4.

[29] Quinn B, Baker DL. Comprehensive oral care helps prevent hospital-acquired nonventilator pneumonia:a nurseled prevention initiative proved that oral care is far more than just a comfort measure[J]. Am Nurse Today, 2015, 10(3):18–23.

[30] Woon C. Improving oral hygiene for stroke patients[J]. Australas J Neurosci, 2017, 27(1):11–13.

[31] Dai R, Lam O, Lo E, et al. Efect of oral hygiene pro-grames on oral opportunistic pathogens during stroke re-habilitation[J]. Oral Dis, 2019, 25(2):617–633.

[32] Griffin SO, Griffin PM, Swann JL, et al. Estimating rates of new root caries in older adults[J]. J Dent Res, 2004, 83(8):634–638.

[33] Wu YY, Xiao E, Graves DT. Diabetes mellitus related bone metabolism and periodontal disease[J]. Int J Oral Sci, 2015, 7(2): 63–72.

[34] Graves DT, Correa JD, Silva TA. The oral microbiota is modified by systemic diseases[J]. J Dent Res, 2019, 98(2):148–156.

[35] de Lima AKA, Amorim Dos Santos J, Stefani CM, et al. Diabetes mellitus and poor glycemic control increase the occurrence of coronal and root caries:a systematic review and meta-analysis[J]. Clin Oral Investig, 2020, 24(11):3801–3812.

[36] Lynge Pedersen AM, Belstrom D. The role of natural salivary defences in maintaining a healthy oral microbiota[J]. J Dent, 2019, 80 Suppl 1:S3–S12.

[37] Bhandari S, Soni BW, Ghoshal S. Impact of non-compliance with oral care on radiation caries in head and neck cancer survivors[J]. Support Care Cancer, 2021, 29(8):4783–4790.

[38] Hayes M, Da Mata C, Cole M, et al. Risk indicators associated with root caries in independently living older adults[J]. J Dent, 2016, 51:8–14.

[39] MacEntee MI, Donnelly LR. Oral health and the frailty syndrome[J]. Periodontol 2000, 2016, 72(1):135–141.

[40] Delwel S, Scherder EJA, de Baat C, et al. Orofacial pain and its potential oral causes in older people with mild cognitive impairment or dementia[J]. J Oral Rehabil, 2019, 46(1):23–32.

[41] Lauritano D, Moreo G, Della Vella F, et al. Oral health status and need for oral care in an aging population:a systematic review[J]. Int J Environ Res Public Health, 2019, 16(22):4558.

[42] Abou Neel EA, Aljabo A, Strange A, et al. Demineralization-remineralization dynamics in teeth and bone[J]. Int J Nanomedicine, 2016, 11:4743–4763.

[43] de Campaigno EP, Kebir I, Montastruc JL, et al. Drug-induced dental caries:a disproportionality analysis using data from vigibase[J]. Drug Saf, 2017, 40(12):1249–1258.

[44] Hsu HC. Trajectories of multimorbidity and impacts on successful aging[J]. Exp Gerontol, 2015, 66:32–38.

[45] Southward K. A hypothetical role for vitamin K2 in the endocrine and exocrine aspects of dental caries[J]. Med Hypotheses, 2015, 84(3):276–280.

[46] Jiang X, Jiang X, Wang Y, et al. Correlation between tobacco smoking and dental caries:A systematic

review and meta-analysis[J]. Tob Induc Dis, 2019, 17:34.

[47] Sherwood NE, Hennrikus DJ, Jeffery RW, et al. Smokers with multiple behavioral risk factors:how are they different?[J]. Prev Med, 2000, 31(4):299–307.

[48] Wu J, Li M, Huang R. The effect of smoking on caries-related microorganisms[J]. Tob Induc Dis, 2019, 17:32.

[49] Vignoletti F, Di Martino M, Clementini M, et al. Prevalence and risk indicators of gingival recessions in an Italian school of dentistry and dental hygiene:a cross-sectional study[J]. Clin Oral Investig, 2020, 24(2):991–1000.

[50] Leite FRM, Nascimento GG, Scheutz F, et al. Effect of smoking on periodontitis:a systematic review and Meta-regression[J]. Am J Prev Med, 2018, 54(6):831–841.

[51] Zhang J, Leung KCM, Sardana D, et al. Risk predictors of dental root caries:A systematic review[J]. J Dent, 2019, 89:103166.

[52] 屠梦吴, 南奕, 王立立, 等. 中国成人对烟草危害知晓率的现状分析 [J]. 中国慢性病预防与控制, 2017, 25(6):404–408.

[53] Mcgrath C, Zhang W, Lo EC. A review of the effectiveness of oral health promotion activities among elderly people[J]. Gerodontology, 2009, 26(2):85–96.

[54] Merijohn GK. Management and prevention of gingival recession[J]. Periodontol 2000, 2016, 71(1):228–242.

[55] Seong J, Bartlett D, Newcombe RG, et al. Prevalence of gingival recession and study of associated related factors in young UK adults[J]. J Dent, 2018, 76:58–67.

[56] Yeung AL, Lo EC, Chow TW, et al. Oral health status of patients 5–6 years after placement of cobalt-chromium removablepartial dentures[J]. J Oral Rehabil, 2000, 27(3):183–189.

[57] Correia ARM, da Silva Lobo FD, Miranda MCP, et al. Evaluation of the periodontal status of abutment teeth in removable partial dentures[J]. Int J Periodontics Restorative Dent, 2018, 38(5):755–760.

[58] Zhao IS, Gao SS, Hiraishi N, et al. Mechanisms of silver diamine fluoride on aresting caries:a literature review[J]. Int Dent J, 2018, 68(2):67–76.

[59] Mei ML, Chin-Man Lo E, Chu CH. Clinical use of silver diamine fluoride in dental treatment[J]. Compend Contin Educ Dent, 2016, 37(2):93–98.

[60] Hendre AD, Taylor GW , Chávez EM , et al. A systematic review of silver diamine fluoride:Efectivenes and application in older adults[J]. Gerodontology, 2017, 34(4):411–419.

[61] Oliveira BH, Cunha-Cruz J, Rajendra A, et al. Controling caries in exposed root surfaces with silver diamine fluoride:A systematic review with meta-analysis[J]. J Am Dent Asoc, 2018, 149(8):671–679.

[62] Horst JA, Elenikiotis H, Milgrom PL. UCSF Protocol for Caries Arest Using Silver Diamine Fluoride:Rationale, Indications and Consent[J]. J Calif Dent Asoc, 2016, 44(1): 16–28.

[63] Schwendicke F , Göstemeyer G. Cost-effectivenes s of root caries preventive treatments[J]. J Dent, 2017, 56(1):58–64.

[64] Crystal YO, Janal MN, Hamilton DS, et al. Parental perceptions and aceptance of silver diamine fluoride staining[J]. J Am Dent Asoc, 2017, 148(7):510–4–518.

[65] 全国牙病防治指导组. 第四次全国口腔健康流行病学调查报告 [M]. 人民卫生出版社, 2018:11–13.

[66] Torre LA, Bray F, Siegel RL, et al. Global cancer statistics, 2012[J]. CA Cancer J Clin, 2015, 65(2): 87–108.

[67] Coyle MJ, Main B, Hughes C, et al. Enhanced recovery after surgery (ERAS) for head and neck oncology patients[J]. Clin Otolaryngol, 2016, 41(2): 118–126.

[68] 中华口腔医学会 . 第四次全国口腔健康流行学调查报告 [M]. 北京：人民卫生出版社 , 2018:123–126.

[69] 袁春妹 . 系统口腔护理干预对牙周病患者牙菌斑控制效果及口腔保健行为的影响研究 [J]. 当代护士（上旬刊）, 2020, 27(1): 122–124.

[70] 杜娇 , 姚晓曼 . 系统口腔护理干预在改善牙周病患者牙菌斑控制效果及口腔保健行为中的作用 [J]. 中西医结合护理（中英文）, 2019, 5(5):142–145.

[71] 卫敏捷 , 武 峰 , 赵 彬 . 种植固定义齿修复后食物嵌塞的发生机制 [J]. 中华老年口腔医学杂志 , 2019, 17(4):247–251.

[72] Greenstein G, Carpentieri J, Cavallaro J. Open contacts adjacent to dental implant restorations: etiology, incidence, consequences, and correction[J]. J Am Dental Assoc, 2016, 147(1): 28–34.

[73] 刘洪臣 . 重视全民口腔健康标准知识的普及 [J]. 口腔颌面修复学杂志 , 2019, 20(4):245–246.

[74] 李允允 , 江方方 , 孙丽梅 , 等 . 三种不同方式治疗食物嵌塞所致邻面缺损的疗效比较 [J]. 临床口腔医学杂志 , 2020, 36(2): 117–119.

[75] 张 静 , 楼北雁 , 白丛佳 , 等 . 食物嵌塞圈成形触点粘接技术的临床治疗方法及疗效观察 [J]. 四川大学学报（医学版）, 2013, 44(5):845–846, 857.

[76] 车德平 , 郑少平 , 王 珊 . 圈成型触点重建技术在食物嵌塞治疗中的疗效分析 [J]. 医学理论与实践 , 2019, 32(24): 4027–4028.

[77] 徐 娟 , 方碧松 , 马 宏 , 等 . 序列调法治疗运动型食物嵌塞的临床观察 [J]. 华西口腔医学杂志 , 2009, 27(6): 626–628, 632.

[78] Chopra, A, Sivaraman, K, Narayan, AI, Balakrishnan, D. Etiology and classification of food impaction around implants and implantretained prosthesis[J]. Clin Implant Dent Relat Res, 2019, 21: 391–397.

第7章 特殊人群口腔健康管理

一、残疾人口腔健康管理

随着我国生活水平和健康保健意识的提高，人们越来越关注自己的口腔健康，但是残疾人对口腔保健关注还很少。我国残疾人群体行为能力方面处于弱势，而且受教育少和活动有限，接受规律性的口腔初级保健水平低，导致其口腔健康、保健水平及口腔保健意识等状况处于较低水平，欠缺的口腔保健意识使疾病又进一步发展，形成恶性循环，状况令人担忧。因此，残疾人能够在日常生活中进行有效的口腔健康管理，掌握一定的常见的口腔疾病应急处理方法，对维护残疾人的口腔健康，提高残疾人的生活质量，具有十分重要的意义。

1. 残疾人口腔卫生状况较低的原因

(1) 残疾人在经济、行为能力等方面处于弱势，缺乏足够支付口腔保健和医疗的费用，导致残疾人口腔预防、保健、治疗水平较低，而且有调查显示农村残疾人，以及敬老院、社会福利院的残疾老年人的口腔健康状况明显低于城市社区残疾人。

(2) 正常人群通过正规教育容易获取或掌握一定的口腔卫生知识，具有初步的口腔保健意识，而部分残疾人（尤其是智力残疾人）因不能进入正规教育领域，获取或掌握口腔保健知识较困难，不懂何为口腔卫生，未能养成天天刷牙的习惯。

(3) 正常人群患有明显的口腔疾病时都会主动求医就诊，积极配合医生进行各种口腔治疗和修复，而大多数残疾人由于行动不便、与医生配合能力差，甚至由于个别医生对他们的歧视等原因，使他们对口腔疾病带来的痛苦一忍再忍，延误治疗时机。

2. 残疾人口腔健康管理措施

(1) 开展残疾人口腔健康教育：不同类型的残疾人接受口腔健康教育

的能力不同，口腔自我保健意识也不同，因此需要有针对性地开展不同方式的口腔健康教育，实施形式各异的特殊的口腔保健措施。残疾人的生活自理能力与其口腔卫生控制效果有很大关系，有些残疾人可以自己完成自我口腔保健措施，如只要通过特殊语言对聋哑人进行口腔卫生知识宣教，便可以使他们掌握口腔卫生保健知识和技能。但是肢体残疾或智力残疾人由于丧失了生活自理能力，需要特殊的口腔保健器材维护其口腔卫生，这就需要不断改进特殊的口腔保健器材。对于因精神、智力或躯体残疾缺乏生活自理能力的残疾人，建议其家人或专业护理人员每天帮助其彻底刷牙或清洁口腔1次。清洁口腔的方法和用具的选择主要根据残疾的程度和配合能力。为了使残疾人能养成良好的基本口腔保健习惯，较好地维护口腔健康，对残疾人开展早期功能训练和口腔卫生指导十分重要。

① 刷牙指导

a. 牙刷的选择：残疾人选择牙刷时，应根据自己残疾状况、口腔健康情况、牙齿的排列情况等选择大小、形状和刷毛软硬适度的牙刷。对于牙齿有较多残缺的残疾人，可以使用植毛部大的牙刷，刷牙效果更好；对于有牙周病的残疾人，可以选用刷毛较细的牙刷，细的刷毛容易进入牙齿与牙龈结合部位的牙周袋内，能够有效除去牙垢；对于有握拿和动作困难残疾人，可以选用改良牙刷，其刷柄制成球形或安装橡胶把手等，使之握持容易；植毛部成两排，能刷到普通牙刷洗不到的某些牙列部位，这种设计能够使牙刷的植毛部达到患者口腔内的所有部位。为了防止误咽及误吸的发生，牙刷上多余的水分可在纱布上拭擦予以吸除。对于生活完全不能自理的残疾人，可以辅助使用自动给水吸水式牙刷，在适量给水的同时，将唾液和水强力吸出，具有对口腔的清洁功能强、效率高和操作简单方便得特点。

b. 牙膏的选择：残疾人应根据口腔健康状况和个人需要不同，选择含合适自己的成分的牙膏。如龋易感的残疾人一般应选用含氟牙膏，患有牙周病残疾人一般应选用有抑制牙周致病菌作用的牙膏。对于残疾儿童在3岁以前可以不使用含氟牙膏，3岁以上应尽量使用含氟牙膏，但要在家长监督下每次黄豆粒大小就够了。使用时都应注意不要吞咽，否则，可能引起一定的不良反应。对于有智力或精神残疾的儿童尤其要小心。

　　c.刷牙方法：生活基本能自理的残疾人可采用常规正确的刷牙方法。先将有刷毛的一侧放在欲刷洗牙齿的唇颊和腭侧面上，刷毛与牙齿长轴平行，刷毛的尖端向着牙龈，紧贴牙龈和牙面，然后扭转牙刷约45°，顺着牙间缝向咬合面方向，用剔刷动作，刷去污物。牙刷毛紧压在咬合面，做向前、向后拉动。避免"横刷法"刷牙。对于残障儿童及牙刷使用不便的残疾人，可以在他人协助下使用电动牙刷。对于重症残疾人的日常口腔保健，可以使用水冲装置的辅助清洁装置和杀菌的漱口水，可把停滞在口腔内的食物碎屑带走，杀灭口腔内病菌，起到基本的清洁作用，然后帮助其进行口腔清洁，如刷牙、洁牙、剔牙、漱口等。

　　② 饮食指导：对于口腔清洁困难的残疾人应减少每天糖和甜食的摄取频率，限制糖和甜食量，只在一日三餐时食用，其他时间补充的膳食，尽量少含糖和精制碳水化合物，减少酸的形成而导致对牙釉质侵蚀的可能性，并采取一定的口腔清洁措施，均能达到不错的防龋的效果。同时，适当食用蔬菜、水果可以有效减少口腔溃疡、口臭的发病概率。

　　(2) 口腔日常保健方法

　　① 正确咀嚼：咀嚼的正确方法是两侧交替使用牙齿，如某些残疾人（尤其是儿童）经常使用单侧牙齿咀嚼，则不用的一侧缺少生理性刺激，易发生组织失用性萎缩，而常咀嚼的一侧负荷过重，易造成牙髓炎，且引起面容不端正，影响美观。这种不良习惯应从小及时纠正。

　　② 盐水漱口：每次饭后用淡盐水漱口，让盐水在口腔内冲刷牙齿及舌两侧。可部分清除牙垢，提高口腔轮匝肌和口腔黏膜的生理功能，增强牙齿的抗酸防腐能力。但是残疾人最好能定期洁牙以防止牙垢、牙石对牙龈组织的损害。

　　③ 按摩牙龈：用洗净的拇指和食指顺着一定的方向按摩牙龈，每次10min，可促进牙龈、牙槽和牙髓的血液循环，防止牙床过早萎缩，对老年残疾人预防牙龈萎缩尤其有效。

　　(3) 牙痛处理：常见的牙痛症状有龋齿、急性牙髓炎、急性牙周炎、急性智齿冠周炎和牙齿重度磨损。针对病因治疗是根本方法，但对于残疾人，牙痛往往不能及时得到治疗，需要暂时缓解疼痛。

常用的临时紧急镇痛法：用小棉球蘸丁香油、樟脑酚等，松松地放置于龋洞内，或口服布洛芬等镇痛药。但最佳的治疗应该是暂时或临时止住牙痛之后，应立即到诊所做相关检查，查明原因，彻底治疗。

(4) 溃疡处理：目前口腔溃疡发病原因不明。残疾人如果出现口腔溃疡则可以在监护人协助下使用口腔溃疡膜贴患处或漱口水含漱。如果上述方法1周后效果不佳或反复出现，应及时到诊所就诊。对于长期服用药物的精神残疾或有其他全身疾病的残疾人口腔溃疡可能为并发症，以上方法可能会掩盖其他病情，故应慎用，最好及时到诊所查明病因，进行全面治疗。

此外，残疾人患者应定期到口腔诊所进行洁治、局部用氟等有利于口腔健康的措施，应至少每半年至1年检查一次，发现问题一定要及时处理。

二、服刑人员口腔健康管理

与一般人相比，服刑人员的医疗保健服务环境充满挑战。造成这种情况的原因包括自身受到限制、获得医疗保健的机会很少及社会的排斥。由于这些原因，服刑人员面临着一系列与健康有关问题的风险更大。虽然服刑人员被监禁，但他们仍然享有基本的健康权和获得医疗保健的权利。口腔健康是整体健康不可分割的组成部分，由于资源有限，服刑人员口腔疾病发病率很高。忽视口腔卫生的维护、吸烟、酗酒等不良习惯可进一步导致他们的口腔健康状况不佳。

国内外的相关调查显示，与非服刑人员相比，服刑人员可能表现出较高程度的口腔疾病，较低的治疗水平和较少的保持口腔健康的动力，不仅表现为服刑人员口腔卫生习惯较差，龋齿和缺牙数量显著增加，修复的牙齿数量却较少，而且服刑人员牙周病和菌斑水平也较高。而且，随着监禁时间的延长，情况更加恶化。服刑人员面临着监禁压力、药物滥用和就医困难等问题，他们一般只有在感到疼痛时才寻求牙科治疗，且日常的酗酒和滥用药物会掩盖牙痛，牙科焦虑会减少他们的就医次数。

服刑人员来自各行各业，且许多人来自弱势家庭，并可能带着身体或精神疾病入狱。我们应关注服刑人员口腔健康与全身健康，提供良好的措施改善服刑人员口腔卫生健康状况。

1.在监狱开展口腔健康教育，向服刑人员介绍龋病、牙周病的危害及与全身健康的关系，提高服刑人员的口腔健康意识；计划开展口腔健康相关活动，包括示范正确的刷牙方法、派发口腔卫生工具，如牙刷、含氟牙膏、牙线等。

2.由于服刑人员限于封闭的环境，并且获得基本口腔需求的机会有限，因此应与监狱当局组织定期口腔筛查计划以及针对常见牙科疾病的基本诊疗，并提供有效的转介服务。

3.关注服刑人员心理健康，以间接改善服刑人员吸烟、酗酒等不利于口腔健康与全身健康的不良习惯。

三、免疫力低下者口腔健康管理

随着器官移植等现代医学手段的大量开展、广谱抗生素和免疫抑制药的广泛应用以及人类寿命的延长，免疫力低下人群的数量不断增多。这类人群主要包括：重症住院患者、血液恶性肿瘤患者、实体器官移植患者、人类免疫缺陷病毒（human immunodeficiency virus，HIV）感染者、儿童和老年人等。这些人群由于免疫力低下，极易发生口腔黏膜炎、龋病、牙周病、颌骨坏死等多种口腔疾病，严重影响咀嚼、发音和颜面美观，给患者的健康生活带来诸多不便，严重的口腔疾病还会增加免疫力低下患者罹患并发症的概率，甚至诱发心血管疾病、糖尿病、消化道疾病等全身疾病。因此，对免疫力低下人群实施口腔健康管理，可使其保持良好的口腔卫生状况，降低口腔及其他器官系统疾病的发生率，提高生命质量。

1.健康教育

向免疫力低下患者解释罹患疾病的病因、症状、治疗方法、注意事项等，并向患者介绍进行口腔健康管理的具体方法、目的、作用及与自身疾病的关系，提高免疫力低下患者对口腔健康与全身健康的认识，消除顾虑，并促进患者认真学习自我护理方法，有效预防感染等并发症的发生。

2.心理疏导

医护人员通过交流与访谈，了解患者不良心理的诱发原因，对症实施疏导和鼓励，帮助患者建立自信心。及时了解患者情绪变化，及时进行心理辅导。获得患者家属的信任和配合，从而更好地促进患者转换角色，消除陌生、担忧、抑郁、焦虑等不良心理。

3. 口腔卫生指导

(1) 漱口：建议免疫力低下患者每日起床后、临睡前、每次进食后、每次呕吐后用温开水或外用 0.9% 生理盐水含漱 2～3min，可以预防口腔感染和并发症的发生。也可用氯己定含漱液，保持口腔卫生，测定唾液pH，如果偏酸，可以给予弱碱性含漱剂漱口（如 5%NaHCO$_3$），维持口腔的碱性环境，预防真菌感染。

(2) 牙齿清洁：可采用常规刷牙法，这是去除牙菌斑、刺激黏膜最有效的方法之一。但由于多数免疫力低下患者自理能力较差，需要医护人员和亲属的协助，可用蘸有少量氯己定溶液的棉球擦洗牙齿，擦洗方法和顺序同常规口腔护理，至每个牙齿、牙缝和牙龈均干净为止，每日 3～4 次；也可采用电动牙刷蘸 0.1% 氯己定溶液对齿缝进行刷洗，再用氧化电位水50ml 进行口腔冲洗，使清洁口腔彻底有效。

(3) 对极易引起口腔炎的化疗药物和免疫抑制药在应用前即预先告知患者，使其引起重视，加强口腔护理并积极遵医嘱预防性用药。如大剂量甲氨蝶呤治疗急性淋巴细胞白血病（ALL）时容易发生黏膜反应，出现口腔、咽部及消化道溃疡，应遵医嘱及时用亚叶酸钙解救。

(4) 医护人员每日询问并检查患者口腔情况，及早发现问题以便做出及时有效的护理。

4. 营养指导

鼓励患者多进食蔬菜、高蛋白、低脂、易消化、营养全面的食物，指导家属做一些适合患者口味的食物。根据患者的身高、体重及代谢程度给予脂肪乳剂、复方氨基酸、脂溶性及水溶性维生素、葡萄糖、电解质溶液并加用含谷胱甘肽的力肽溶液 100ml，维持 12h，必要时可加用白蛋白、血浆。应每日监测体重，定期监测外周血电解质、白蛋白、血糖、肌酐、尿素氮，维持水、电解质平衡。

参考文献

[1] 中国残疾人联合会. 全国残疾人抽样调查概述 [EB/OL]. http://www. cdpf. orn. cn/lish/index. htm.

[2] Statistics of Criminal Sanctions Agency. Available at http://www. rikosseuraamus. fi/ material/ attachments/rise/julkaisut-tilastollinenvuosikirja/bCNzCZ22h/Statistical_Yearbook_2014_of_the_ Criminal_Sanctions_Agency_korjattu. pdf. Accessed 14 June 2014.

[3] Rodrigues IS, Silveira IT, Pinto MS, et al. Locked mouths: tooth loss in a women's prison in north eastern Brazil[J]. Sci World J, 2014; 2014: 1–7.

[4] Cavalcanti AL, Rodrigues IS, de Melo Silveira IT, et al. Dental caries experience and use of dental services among Brazilian prisoners[J]. Int J Environ Res Public Health 2014, 11: 12118–12128.

[5] Kassebaum NJ, Bernabè E, Dahiya M, Bhandari B, Murray CJ, Marcenes W. Global burden of untreated caries: a systematic review and metaregression[J]. J Dent Res, 2015, 94: 650–658.

[6] Tanner T, Pakkila J, Karjalainen K, et al. Smoking, alcohol use, socioeconomic background and oral health among young Finnish adults[J]. Community Dent Oral Epidemiol 2015; 43: 406–414.

[7] Costa LC, Costa FO, Cortelli SC, et al. Gingival overgrowth in renal transplant subjects: a 44–month follow-up study[J]. Transplantation, 2013, 96(10): 890–896.

[8] Jiang L, Gao MJ, Zhou J, et al. Serum cyclophilin A concentrations in renal transplant recipients receiving cyclosporine A: clinical implications for gingival overgrowth[J]. Oral Surg Oral Med Oral Pathol Oral Radiol, 2013, 116(4):447–454.

[9] Al-Mohaya MA, Darwazeh AM, Bin-Salih S, et al. Oral lesions in Saudi renal transplant patients[J]. Saudi J Kidney Dis Transpl, 2009, 20(1):20–29.

[10] Livada R, Shiloah J. Calcium channel blocker-induced gingival enlargement[J]. J Hum Hypertens, 2014, 28(1):10–14.

[11] Sousa CP, Navarro CM, Sposto MR. Clinical assessment of nifedipine-induced gingival overgrowth in a group of brazilian patients[J]. ISRN Dent, 2011, 2011: 102047.

[12] 李广文, 郭静等. 自贡市 531 名残疾人口腔医疗需要调查 [J]. 现代预防医学杂志, 2008, 35(24):4806–4809.

[13] 李广文, 郭静等. 2007 年自贡市部分残疾人口腔健康状况和口腔保健知识调查 [J]. 预防医学论坛, 2008, 14(11):971–973.

[14] 李翠瑛. 口腔科的特殊护理 [J]. 中国使用护理杂志, 2006, 22(7):22–7.

[15] 李叶萍, 张静, 程云. 口腔溃疡的护理现状 [J]. 上海护理杂志, 2001, 4(19):11–4.

[16] Christensen LB, Hede B, Petersen PE. Public dental health care program for persons with disability. Acta-Odontol-Scand, 2005, 63(5): 278–83.

[17] Tiller S, Wilson K I, Gallagher JE. Oral health status and dental service use of adults with learning disabilities living in residential institutions and in the community[J]. Community-Dent-Health, 2009, 18(3):167–171.

[18] Heidari E, Dickinson C, Newton T. Oral health of adult prisoners and factors that impact on oral health[J]. Br Dent J, 2014, 217: 69–71.

[19] Lintula T, Laitala V, Pesonen P, et al. Self-reported oral health and associated factors in the North Finland 166 birth cohort at the age of 31[J]. BMC Oral Health, 2014;14: 155.

[20] 郭静, 李广文. 自贡市残疾人口腔健康调查 [J]. 中国康复理论与实践, 2008(5): 797–799.

第8章 咽部健康管理

一、咽解剖位置及功能

咽是消化管上端扩大的部分，是消化管与呼吸道的共同通道，位于第1～6颈椎前方，上端起于颅底，下端约在第6颈椎下缘或环状软骨的高度移行于食管，咽后壁借疏松结缔组织连于上位第6颈椎体前面的椎前筋膜，通过咽峡与前部的口腔相连，与舌根相对，两侧壁与颈部大血管和甲状腺侧叶等相毗邻。咽以腭帆游离缘和会厌上缘平面为界分为鼻咽、口咽和喉咽三部分。咽部受损会影响到吞咽及呼吸。

咽为呼吸与消化的共同通道，主要起到呼吸、吞咽、防御保护等功能。

1. 呼吸功能

咽不仅是呼吸时气流出入的通道，面且咽黏膜内或黏膜下含有丰富的腺体，对吸入的空气有调节温度、湿度和清洁的作用，但弱于鼻腔的类似功能。

2. 言语形成

咽腔为共鸣腔之一，发声时，咽腔和口腔可改变形状，产生共鸣，使声音清晰、和诺悦耳，并由软腭、口、舌、唇、齿等协同作用，构成各种言语。正常的咽部结构与发声时咽部形态大小的相应变化，对言语形成和清晰度都有重要作用。

3. 吞咽功能

吞咽动作是一种由多组咽肌参与的反射性协同运动。根据食物进入途径，吞咽可分为三期，即口腔期、咽腔期、食管期。吞咽动作一经发动即不能中止。吞咽中枢位于延髓的网状结构内和迷走神经核附近。其传入神经包括来自软腭、咽后壁、会厌和食管等处的脑神经传入纤维。

4. 防御保护功能

主要通过咽反射来完成。一方面，协调的吞咽反射，可封闭鼻咽和喉咽，在吞咽或呕吐时，避免食物吸入气管或反流鼻腔；另一方面，当异物或有害物质接触咽部，会发生恶心呕吐，有利于异物及有害物质的排出。来自鼻腔、鼻窦、下呼吸道的正常或病理性分泌物，均可借助咽的反射作用而吐出，或咽下由胃酸将其中的微生物消灭。

5. 调节中耳气压功能

咽鼓管咽口的开放与咽肌的运动有关，尤其是与吞咽运动密切相关。吞咽动作不断进行，咽鼓管不断随之开放，中耳内气压与外界大气压得以平衡，这是保持正常听力的重要条件之一。

6. 扁桃体的免疫功能

人类的扁桃体、淋巴结、消化道集合淋巴小结和侧尾等均属末梢免疫器官。扁桃体生发中心含有各种吞噬细胞。同时可以制造具有天然免疫力的细胞和抗体，如 T 细胞、B 细胞、吞噬细胞及免疫球蛋白等，它们对从血液、淋巴或其他组织侵入机体的有害物质具有积极的防御作用。出生时扁桃体尚无生发中心，随着年龄增长，免疫功能逐渐活跃，特别是 3—5 岁时，因接触外界变应原的机会较多，扁桃体显著增大，此时的扁桃体肥大应视为正常生理现象。青春期后，肩桃体的免疫活动趋于减退，扁桃体组织本身也逐渐缩小。

二、咽部保健方法

（一）保护口咽部的几种方法

口咽位于腭帆游离缘与会厌上缘平面之间，向前经咽峡与口腔相通，上续鼻咽部，下通喉咽部。保护口咽部有以下几种方法。

1. 保持良好生活习惯。患者在日常生活中，注意少食辛辣、刺激食物，少饮酒。在进食后用清水或者生理盐水漱口，及时刷牙。

2. 鼻腔冲洗。患者也要对鼻黏膜注意保护，如果有鼻炎的患者需要经常进行鼻腔冲洗，即使没有鼻炎，想预防鼻炎发生时，也可以使用生理盐水清洗鼻腔。

3. 感到咽部干痛、发痒时，可用冷盐水（凉开水加适量食盐）含漱，每日2～3次；或用1∶5000呋喃西林溶液含漱。若一旦患了感冒、咽炎、喉炎、支气管炎、扁桃体炎等疾病，则要积极治疗。

4. 避免和减少烟、酒等不良刺激因素；避免冷空气对咽喉部的不良刺激。

5. 其他方法：患者患有胃食管反流，或者夜间打鼾的患者，应该注意晚上睡觉前不要食用过酸、过甜的食物，以及不要食用过饱，饭后2h以内不要立即上床卧倒休息，都对咽部有保护作用。咽部向上与鼻腔相连，向下连气管、食管。平时食用东西时都是口腔直接到咽部，因此咽部要道四通八达，意味着咽部可以受各个方向的有害因素侵袭。

（二）保护喉咽部的几种方法

喉头是人的重要呼吸和发音器官，声音的高低取决于声带的长度、紧张度和呼出气流力量的大小。当声带张力增强、变短、变薄时发出的声音较高；而当声带张力变弱、变长、变厚时则发出的声音比较浑厚而低沉。一般而言，在儿童时期声带较短，为6～8mm，因此童声音调较高；到了成年时期，女性声带长15～20mm，男性则长达20～25mm。从少年到青年时期，由于声带不断发育，声音也随之发生变化，从音调较高的童音变为低音，男孩子则更为明显，就是大家说的"变音期"，所以，这个时期应特别加强喉部保健。一般而言，不管是少年还是到了成年时期，喉部保健都应该注意以下事项。

1. 锻炼身体，提高身体素质和免疫、抗病能力，以减少与预防感冒、咽炎、喉炎、支气管炎等病的发生与发展。因为这些疾病的发生，会使咽喉部产生不同程度的充血、水肿，导致声音嘶哑。

2. 正确发音，不滥用嗓子。特别是在患感冒、咽炎、喉炎时期更要禁止长时间讲话、大声喊叫和高歌猛唱。

3. 调整饮食，少吃辛辣刺激、香燥等容易引起"上火"的食品，以免引发与加重咽喉部充血红肿。此外，不可总吃过烫的饮食，也不宜多吃冷食特别是冰镇食品，以减少对喉部的不良刺激。

4.要养成少量多次饮水的好习惯，还可饮些淡热茶、金银花茶或菊花茶。不要总等口干渴了才饮水，因为这时身体的重要器官已经受到了损害。

5.发音和歌唱等，应该从低音到高音逐渐锻炼，千万不可操之过急，以免声带受损，引起嘶哑。

6.青少年变声时期，要注意增加营养，适当多吃清润多汁的新鲜蔬菜和水果；要保证充足的睡眠，避免熬夜；保持精神愉快；注意呼吸道卫生。

7.长期声音嘶哑要警惕肺结核、喉癌、肺癌、甲状腺癌等严重疾病发生。

（三）咽部健康护理方法详述（以教师职业病为例）

咽喉炎成了教师最常见的疾病之一，最典型的症状就是声音嘶哑、嗓子干痒、干痛、咳嗽、咽部有异物感。

咽部保健最重要的原则就是保持正常的自然发声，讲课时尽量保持和平常一样的音量，不要刻意大声说话，不要使声带过于疲劳。特殊情况，教师可以借助扩音器材。讲话时还要注意尽量保持颈部肌肉放松，否则颈部肌肉过紧加上声带过于疲劳，就更容易出现咽部健康问题。

其次，正确的呼吸方法对咽部保健也很重要。建议教师们可以练习腹式呼吸，以伸展姿势站立，呼气时腹部先隆起，气要呼得长而不费力。这个方法只要方便时就可以做，不但可以保健咽部，还可以放松精神。教师如果已感觉咽喉不舒服，或说话时间比较长，就要及时采取"声休"疗法，及时沉默，让声带休息。

再次，吃护嗓食物对于教师的咽部保健也很重要。教师平常要尽量少吃太辣、太甜的食物。可以多吃一些具有润肺清音功效的食物，如梨、罗汉果、白萝卜等。甘草、菊花、玫瑰花、金莲花、胖大海、沙参等用来泡茶，可以清肺利咽、行气舒肝。另外还可以食用百合、玉竹、麦冬、枸杞子等滋阴润肺的中药，改善咽部疾病。

除了上述方法外保健茶少放冰糖，也是咽部保健的重要措施，在用菊花、玫瑰花、金莲花等泡茶时，口感会比较涩，因此有人习惯放些冰糖来调节口感，还有甘润作用。不过喝这些保健茶时放冰糖要适量，因为咽部保健忌食用味道比较重的食物和饮品。如果已经出现嗓子疼等咽部问题，最好一点都不要放冰糖，否则可能减缓这些保健茶的保健效果。

咽与喉确实是人体非常重要的器官。咽是呼吸与消化的共同通道。咽部疾病，不仅会直接影响个人的通气和吞咽功能，危害健康，而且还可能传染他人，造成社会影响，因此，在日常生活中讲究咽部卫生十分重要，下面提几点建议。

尽量避免各种不良刺激，如过冷、过热、过干，包括粉尘、汽油、水泥粉、苯、砷等被污染的空气，必要时戴厚实的口罩或短暂屏住呼吸。坚决戒烟：吸烟对咽的危害性极大，香烟含烟碱，为有毒物质，不仅直接损害咽黏膜，妨碍正常功能，而且也是咽癌发生的诱因之一。积极治疗邻近器官的疾病，如鼻炎、鼻窦炎、龋病、牙周炎、牙槽脓肿等。

纠正进食过快的习惯，进食过快，咀嚼不够，不仅不利于食物的充分消化，而且使咽部易受鱼刺、骨片等异物的损伤。

注意口腔清洁，口腔与咽相连，晨起、睡前和饭后刷牙，使口腔保持清洁，有利于预防咽部炎症。

增强体质，充分利用阳光、空气和水等有利于健康的因素，开展经常性体育活动。

三、与新型冠状病毒感染有关的口咽部健康管理

新型冠状病毒病（COVID-19）是由新型冠状病毒引起的一种传染性疾病，主要损害的是呼吸系统，也可以损害其他系统的脏器，引起一系列的症状。主要症状为乏力、发热、干咳。随着新型冠状病毒的持续变异，其临床表现变化很大，目前流行的变异株主要引起上呼吸道症状，肺部感染轻微。人群普遍易感，接种新冠疫苗或者感染后产生一定的免疫力，可防止病情向重症进展，但仍可能发生二次甚至多次感染。其传染源主要是新冠肺炎患者和无症状感染者；水貂、大猩猩等动物也可感染新型冠状病

毒，其作为传染源的作用有待进一步研究。主要传播途径为经呼吸道飞沫和密切接触传播，在相对封闭的环境中经气溶胶传播，接触被病毒污染的物品后也可能造成感染。人群普遍易感。感染后或接种新型冠状病毒疫苗后可获得一定的免疫力。直接原因为病毒感染，新型冠状病毒入侵人体，从而导致一系列症状，如发热、咳嗽、咳痰等。与新型冠状病毒感染的患者、无症状感染者曾经共处于密闭空间或者密切接触（1～2m）的人，常见的群体有诊治新型冠状病毒感染患者的医护人员或者感染者的家人、同学、同事及共同居住的人等。潜伏期1～14d，多为3～7d。症状轻重取决于是否注射新型冠状病毒疫苗、自身免疫状况、年龄等，以发热、干咳、乏力为主要表现。轻型患者可表现为低热、轻微乏力、嗅觉及味觉障碍等，无肺炎表现。感染新型冠状病毒后也可无明显临床症状。曾接种过疫苗者及感染奥密克戎毒株者以无症状及轻症为主。

（一）临床表现

有临床症状者主要表现为中低度发热、咽干、咽痛、鼻塞、流涕等上呼吸道感染症状。典型症状有发热，新型冠状病毒引起的肺部炎症，以及炎症介质等释放导致发热症状。可以表现为高热或者中低热；干咳，属于病毒入侵呼吸道上皮和肺泡上皮引起的间质性肺炎，症状严重者也可以出现实质性炎症；可引起少量的痰，咳嗽产生的唾液可以导致病毒的传播；乏力属于病毒侵袭引起的全身症状。表现为疲惫、无力感；上呼吸道卡他性症状属于病毒入侵呼吸道上皮所引起的上呼吸道卡他性炎症的相关症状，表现为鼻塞、流涕、咽痛等。

严重者可造成以下并发症：①低氧血症或Ⅰ型呼吸衰竭，动脉血氧分压低于同龄人的正常下限，表现为发绀、气急、呼吸困难等临床表现，可以导致多个系统功能障碍；②急性呼吸窘迫综合征，短时间内可出现呼吸费力、呼吸深快、严重憋气症状等，发病迅速，病死率高；③脓毒症休克，严重的炎症反应可以导致免疫功能受到抑制，出现高热或者低热、心率快、气促、呼吸困难、脉搏难以触及、四肢发冷、皮肤苍白等症状，严重者可导致昏迷、急性意识状态改变；④代谢性酸中毒，轻者无症状，重者可以出现疲乏、嗜睡等临床表现；⑤多器官功能衰竭，严重的炎症反应可以导致 2 个或 2 个以上的器官损伤，出现一系列的症状；⑥出凝血功能障碍，可表现为出血或者血栓形成。

新型冠状病毒感染轻症患者可以出现咽部症状，大部分会有咽干、咽痒、咽痛等表现，因咽部不适，可出现刺激性干咳，很少会有咳痰。新型冠状病毒感染患者咽部症状，主要与新型冠状病毒在咽部生长和繁殖，引起咽部黏膜上皮细胞充血、水肿有关。无肺炎表现。

（二）与新型冠状病毒感染有关的口咽部表现及防治

COVID-19 因其大规模暴发造成众多人员感染和死亡已成为备受全球关注的突发公共卫生事件。COVID-19 是由新型冠状病毒所引起的传染性极强的呼吸道疾病。新型冠状病毒感染人数众多，传播速度极快，快速诊断感染者且尽早排查无症状感染者极为重要。目前，新型冠状病毒感染患者口腔病变的病因及机制尚未完全清楚。牙周病与 COVID-19 的关系尚需进一步解释。口腔病变是病毒感染或继发性疾病的直接结果目前尚未有定论，需要更多的样本或多中心进一步研究。目前，初步筛查是通过患者的临床表现来判断，主要涉及呼吸系统，但近来研究发现新型冠状病毒感染患者具有独特的口腔表现，具体为味觉障碍、口干、口臭、唾液腺炎症、坏死性牙周病及念珠菌病、多形性红斑等一些常见的口腔黏膜病，且一些表现早于干咳、发热等典型症状。关注患者的口腔表现能够进一步完善新型冠状病毒感染筛查程序，目前对于这些口腔症状，以对症治疗为主。

经过 3 年时间，从专家的角度来说，病毒已经变异成了另一种病，很少造成肺部感染，主要感染上呼吸道，但同时传染性极强，我们就称为新型冠状病毒传染性疾病。经国务院批准，自 2023 年 1 月 8 日起，解除对新型冠状病毒感染采取的《中华人民共和国传染病防治法》规定的甲类传染病预防、控制措施；新型冠状病毒感染不再纳入《中华人民共和国国境卫生检疫法》规定的检疫传染病管理。

新型冠状病毒感染后，有极少数的患者在口腔可以出现口腔溃疡，可伴有牙龈炎和水疱。新型冠状病毒感染的典型临床症状是发热、干咳和乏力，有部分患者会出现嗅觉和味觉的功能减退或丧失，甚至于以此为首发症状。世界卫生组织已将嗅觉丧失定为新型冠状病毒感染的症状之一，嗅觉丧失可作为新型冠状病毒的筛查指标之一，可发现疑似病例。许多研究证实，此次新型冠状病毒感染暴发期间，经口鼻咽腔进入人体是新型冠状病毒最主要的入侵方式；而口咽部作为呼吸道及消化道的入口，是人体健康的第一道防线。病毒与机体微生态之间的关系是相互的，两者都处于一个高度动态的变化过程，如何在繁杂的机体环境中分析新型冠状病毒感染与微生态的关联，是当前急需攻克的核心关键技术之一。

1. 味觉和嗅觉障碍

味觉丧失（重者为厌食症）和嗅觉丧失可见于新型冠状病毒感染病程的早期，在轻至中度严重程度的疾病中更为多见（95%～98%），甚至被认为是新型冠状病毒感染的潜在亚临床标志物。若患者在没有任何其他炎症性上呼吸道感染的情况下突然失去味觉或嗅觉，警醒口腔医师该患者可能有潜在的新型冠状病毒感染。关于味觉和嗅觉障碍的机制，有学者认为可能是新型冠状病毒对脑神经 Ⅰ、Ⅶ、Ⅸ和Ⅹ的破坏及炎性渗出物影响神经传导支持细胞。ACE2 在鼻和口腔上皮细胞中含量丰富，病毒有可能直接侵入与嗅觉和味觉相关的神经细胞。免疫组化技术发现，ACE2 和 TMPRSS2 在人类菌状乳头味蕾细胞中一致表达和定位。在味蕾细胞亚群中，Ⅱ型细胞对甜味、鲜味和苦味刺激做出反应，而Ⅲ型细胞对酸味刺激和高浓度盐做出反应，舌组织中Ⅱ型和Ⅲ型标记基因的分布表明 ACE2 和味觉细胞共存，这与新型冠状病毒感染患者的甜味、苦味和鲜味以及咸味和酸味的损害一致，病毒在细胞进入过程中会直接损害表达 ACE2 的味蕾细胞从而导致味觉功能障碍。其次可能与缺锌有关，新型冠状病毒感染住院患者血清锌浓度比健康对照者显著降低。还有可能与唾液分泌不足、味觉细胞炎症和病毒性神经侵袭存在相关性。

2. 口干症和灼口综合征

新型冠状病毒感染除了累及唾液腺使唾液分泌减少，出现味觉障碍，也可能导致口干症状。新型冠状病毒感染最常见的口腔表现是口干，灼口

综合征也是 新型冠状病毒感染患者口腔症状之一，主要表现为口干、灼热感和味觉变化。最常见的表现是唾液腺肿大和口干。唾液对于人体具有重要的生理功能，唾液分泌不足通过扰乱作为抵抗病毒的物理屏障的口腔黏膜并减少唾液中抗病毒蛋白和肽的分泌，使人们面临更高的新型冠状病毒感染风险。部分患者出现的口腔灼热感，可能是大剂量的激素治疗后引起口腔念珠菌感染。

3. 口腔黏膜症状

(1) 口腔溃疡：口腔溃疡是黏膜上皮的完整性发生持续性缺损或破坏，因其表层坏死脱落而形成凹陷。其次好发部位是上下唇。大部分溃疡分布在舌背或舌侧。新型冠状病毒感染引起的系统长时间的免疫失调进一步引发了口腔损害。另外，新型冠状病毒感染患者的肿瘤坏死因子 –α（tumor necrosis factor，TNF-α）水平升高可引起中性粒细胞对口腔黏膜的趋化，导致溃疡形成。舌和唾液腺上皮细胞的 ACE2 受体和新型冠状病毒之间的相互作用可能会破坏口腔角质形成细胞的功能和唾液腺导管的上皮层，引发口腔溃疡。伴发溃疡时，遵循消炎镇痛、防止继发感染、促进愈合的基本原则。临床上除了局部使用曲安奈德和含漱 0.12% 葡萄糖酸氯己定漱口液外，光生物调节疗法也被用于治疗溃疡。

(2) 念珠菌病：口腔念珠菌病是新型冠状病毒感染患者最常见的真菌感染，通常与免疫功能受损的宿主有关。患者年龄，用药情况（53/53 抗病毒药物，49/53 抗菌药物，52/53 抗真菌药物）及新型冠状病毒感染的严重程度与感染念珠菌病有着密切的联系。广谱抗生素的使用是新型冠状病毒感染患者发生口腔念珠菌病的最相关危险因素。使用广谱抗生素导致的细菌枯竭引起的微生物失调可以改变局部口腔菌群，为念珠菌的繁殖提供有利条件。此外，新型冠状病毒感染患者的淋巴细胞减少，感染口腔念珠菌病的患者年龄偏高，均会导致患者的免疫功能低下。伴发念珠菌病时，常会选择唑类（氟康唑、伊曲康唑等）抗真菌药，局部选择 2%～4% 的碳酸氢钠溶液或氯己定含漱从而抑制念珠菌生长繁殖。

(3) 多形性红斑：多形性红斑是一种迟发性超敏反应，通常由某些感染（特别是单纯疱疹）、药物（如非甾体抗炎药）和某些疫苗（如流感疫苗）

引起，其黏膜和皮肤可同时发病，病损表现为多种形式，如红斑、丘疹及疱疹，在腭部存在斑疹和瘀点等。伴发多形性红斑时，可采用系统性皮质类固醇治疗，可见皮损逐渐消退；同时给予营养支持治疗（高营养高蛋白饮食等）；另外，中医药治疗也可一定程度上缓解症状。

(4) 其他口腔黏膜病变：除了常见的几种黏膜表现外，新型冠状病毒感染患者还可能表现出其他的口腔黏膜病变，如疱疹样病变、地图舌等，年龄偏高而存在的基础疾病（如糖尿病、高血压等）、机会性感染、创伤（治疗期间的气管插管）、机体免疫系统引起的细胞因子风暴等都是黏膜病出现的原因。

4. 牙周病

牙周炎和新型冠状病毒感染相关，新型冠状病毒感染对牙龈出血指数、菌斑指数和牙周炎的严重程度均有一定影响。两者可能机制为：①病毒与牙周组织的直接接触，ACE2、TMPRSS2 和 CD147 在龈沟和牙周袋上皮中高表达，可能增加感染新型冠状病毒的风险；②免疫细胞介导的发病机制和发炎牙龈组织中更高水平的细胞因子会全身性地诱导几种细胞因子（如 IL-1β、IL-6、IL-7 和 GM-CSF 等）过度表达，引起牙周炎的发生或加重原有的牙周疾病。目前与新型冠状病毒感染患者相关的牙周病损患病率仍然不确定，更多的是病例报道。患者可出现坏死性牙龈炎的病例伴有严重口臭、牙龈剧烈疼痛、全身水肿和红斑、坏死的牙间乳头和自发性牙龈出血；溃疡坏死性牙龈炎，主要见于缺乏刷牙而导致口腔卫生差的危重患者。

5. 口臭

口臭是指由于多种原因引起的口腔内出现的令人反感的恶臭气味。部分新型冠状病毒感染患者有口臭的现象，国外常采用含有利多卡因、氯己定、泼尼松龙等成分的漱口水改善患者的口臭症状，但关于口臭的原因和机制目前尚无定论。针对口臭带来的困扰，患者可通过改善口腔卫生状况（清洁舌头和牙周治疗）、使用含化学抗菌剂（如氯己定、二氧化氯等）或天然抗菌剂（如桉树精油等）的口腔护理产品来控制口腔异味。

6. 唾液腺炎症

唾液腺炎症是指机体在唾液腺内的对于刺激的一种防御反应，表现为红、肿、热、痛和功能障碍，国内外都有以急性腮腺炎为首发症状的新型冠状病毒感染病例。ACE2 存在于滋养腮腺和小唾液腺及口腔黏膜固有层的毛细血管内皮细胞和脂肪细胞中，因此，新型冠状病毒可直接传播到唾液腺与 ACE2 受体结合，溶解上皮中的腺泡细胞，使唾液淀粉酶释放到外周血液中，引起免疫反应。当免疫反应增强时，机体过度分泌炎性细胞因子反而促进损害唾液腺组织的炎症反应，从而引起急性腮腺炎。而随着免疫反应的减弱，炎症损伤通过肉芽组织和纤维化修复，引起唾液腺导管的狭窄，导致唾液减少，增加慢性阻塞性涎腺炎的风险。COVID-19 伴发的唾液腺炎症以抗炎抗感染治疗为主。临床上常采取口服抗生素或抗炎药物、同时联合皮质类固醇等来改善炎症状态。另外，对于慢性阻塞性涎腺炎，可采用唾液腺按摩，湿热涂抹以及口服唾液剂（如毛果芸香碱等）作为辅助手段。

7. 儿童口腔损害特点

与成人新型冠状病毒感染者相比，儿童患者的表现较轻，就全身而言患儿出现最多的是类似于川崎病（Kawasaki disease，KD）的表现，被认为可能是病毒免疫反应所致。国外有嘴唇发红或肿胀和草莓舌表现的病例。口腔或口咽检查结果与全身皮疹和结膜炎的存在显著相关。

参 考 文 献

[1] 丁文龙，刘学政. 系统解剖学 [M]. 9 版. 北京：人民卫生出版社，2018.

[2] 孙虹，张罗. 耳鼻咽喉头颈外科学 [M]. 9 版. 北京：人民卫生出版社，2018.

[3] 王业明，徐逸天，曹彬. 新型冠状病毒感染传播、发病机制、诊断和治疗的进展 [J]. 中华结核和呼吸杂志，2021.

[4] 赵汉青，钱石兵，王孟琪，等. 新型冠状病毒感染相关口腔损害 [J]. 昆明医科大学学报，2022.

[5] 喻锦铃. 新型冠状病毒肺炎患者口腔表现的研究进展 [J]. 口腔疾病防治，2022.

[6] Anand PS, Jadhav P, Kamath KP, et al. A case-control study on the association between periodontitis and coronavirus disease（COVID-19）[J]. J Periodontol, 2021.

[7] Riad A, Gomaa E, Hockova B, et al. Oral candidiasis of COVID-19 patients: Case report and review of evidence[J]. J Cosmet Dermatol, 2021.